DOCUMENT DE TRAVAIL DE LA BANQUE MONDIALE NO. 211

Étude sur le secteur privé de la santé au Mali

La situation après l'initiative de Bamako

Mathieu Lamiaux
François Rouzaud
Wendy Woods

W0232472

Service de conseil sur le climat de l'investissement,
Groupe de la Banque mondiale

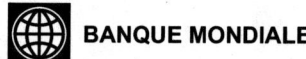 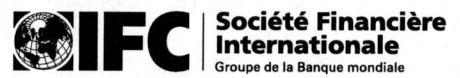 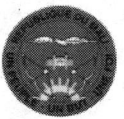

Série sur le climat de l'investissement dans le secteur de la santé

Cette sous-série des Documents de travail de la Banque mondiale est produite par le Département chargé du climat de l'investissement du Groupe de la Banque mondiale. Elle permet de publier des éléments d'information nouveaux sur les activités du Groupe de la Banque mondiale dans le secteur de la santé, de diffuser des travaux d'analyse de haute qualité et de consolider des documents informels déjà publiés après les avoir soumis à une révision et aux processus standards de contrôle de la qualité.

La sous-série est surtout réservée aux publications qui élargissent les connaissances sur les politiques gouvernementales et le contexte opérationnel et suggèrent des moyens de favoriser une plus grande participation du secteur privé de la santé au traitement des maladies qui touchent les pauvres et autres populations vulnérables. Des exemples de pratiques optimales présentant un intérêt régional sont fournis à travers des revues thématiques, des travaux d'analyse et des études de cas.

Le rédacteur en chef de la série est Alexander S. Preker. Les autres membres du Comité de rédaction sont Peter Berman, Maria-Luisa Escobar, Scott Featherston, Charles C. Griffin, April L. Harding, Gerard M. La Forgia, Maureen Lewis, Benjamin Loevinsohn, Ok Pannenborg, Khama O. Rogo et Marie-Odile Waty.

Pour de plus amples renseignements, prière s'adresser à :

Therese Fergo
Courriel : tfergo@ifc.org
Téléphone: +1 (202) 458-5599

Table des matières

Encadrés

Graphiques

Tableaux

Avant-propos

Le Mali a été pionnier dans l'ouverture de son système de santé au secteur privé communautaire et associatif. Dès 1989, le Ministère de la santé a, dans le cadre de l'Initiative de Bamako, autorisé la création du premier centre de santé communautaire, entièrement géré par les communautés au travers des ASACO (association de santé communautaire). Depuis, grâce à une politique volontariste d'amélioration de la couverture géographique des soins de santé primaires, le Mali est fier de compter aujourd'hui environ 990 centres de santé communautaires (CSCOM) qui constituent la base de la pyramide sanitaire et couvrent la presque totalité du territoire. Il s'agit là d'une spécificité et d'une originalité malienne, car ces structures sont des entités privées à but non lucratif. Elles ont donné lieu au développement des premiers partenariats publics privés puisque l'Etat aide à leur installation et leur fournit des appuis en matière de fonctionnement. Au niveau du financement, le Mali a également été très actif dans le développement des mutuelles de santé à base communautaire et en compte aujourd'hui 128 agréées. Enfin, le Mali abrite un nombre important d'ONG et d'organisations à base confessionnelle, très actives dans le domaine de la santé, ainsi que de nombreux tradi-praticiens organisés dans une fédération.

Parallèlement à ce fort réseau communautaire et associatif, le secteur privé à but lucratif s'est lui aussi développé sous le double effet de la libéralisation du secteur de la santé en 1985-1986 et la forte augmentation de la demande de services de santé, notamment dans les villes. Dans le domaine des soins, il comprend aujourd'hui un réseau étendu d'environ 250 cabinets médicaux et infirmiers et près de 80 cliniques, malheureusement encore trop concentrés dans les villes. Quant au domaine pharmaceutique, le secteur privé domine très largement et représente environ 80% du chiffre d'affaires du secteur. Enfin, la libéralisation de la formation a vu exploser le nombre d'écoles privées de santé.

Fort de cet acquis, le Ministère de la santé du Mali souhaite développer des politiques qui utilisent davantage les ressources et le savoir faire du secteur privé de la santé. Le Ministère est conscient que l'atteinte des objectifs nationaux de santé ne pourra se faire sans engager de façon durable l'ensemble des acteurs du système, qu'il s'agisse du secteur lucratif, non-lucratif, ou la société civile. Le Ministère a sollicité l'appui de la Société financière internationale et de la Banque mondiale pour entreprendre cette étude et identifier des axes de réformes et de partenariats. L'étude a permis d'évaluer la contribution actuelle du secteur privé au niveau de l'ensemble du système de santé, qu'il s'agisse du cadre politique et règlementaire, de la fourniture de soins, de médicaments et autres produits de santé, de la formation des professionnels de santé et du financement de la santé.

Cette analyse exhaustive, qui n'avait jamais été réalisée jusqu'à ce jour au Mali, nous a permis de dégager des pistes consensuelles pour améliorer la contribution du secteur privé et développer des partenariats publics privés. Elle a enfin contribué, grâce à une méthodologie très participative, à rompre la glace qui existait entre le secteur public et privé, à mettre tous les problèmes sur la table et à rechercher ensemble des solutions qui soient réalisables dans le court et moyen terme. La présente étude vient à point nommé car elle coïncide avec le démarrage du processus d'élaboration du nouveau plan décennal de développement socio-sanitaire (2012-2021) auquel elle apportera un éclairage sur les partenariats publics privés.

Ce processus a été conduit grâce à la volonté politique du Gouvernement du Mali et une forte impulsion du Ministère de la santé. Le maintien de cet élan sera déterminant pour la mise en œuvre des partenariats dans une logique de soutien aux actions de santé publique. En tant que Président du Comité de suivi de l'étude, j'ai eu la responsabilité et le plaisir d'accompagner cet important travail et je remercie toutes les parties prenantes pour avoir contribuer à son succès.

Salif Samake
Directeur de Planification et de Statistiques
Ministère de la Santé

Préface

La présente évaluation par pays du secteur privé de la santé au Mali fait partie d'une série d'études destinée à approfondir la connaissances des méthodes permettant d'améliorer le cadre de politique générale en matière de santé, l'environnement des affaires et le climat de l'investissement dans lequel le secteur privé de la santé opère dans les pays africains.

Le système des soins de santé malien a profondément évolué depuis le milieu des années 80 sous l'effet conjugué de la libéralisation de l'exercice privé des professions sanitaires en 1985 et de la mise en œuvre de l'initiative de Bamako.

Depuis lors, le secteur privé s'est développé à tel point qu'il fournit aujourd'hui près de 50 % des biens et services de santé dans le pays, notamment dans les domaines suivants :

- *Pour la filière de délivrance de soins* : 80 % des consultations curatives ont lieu dans le privé communautaire et commercial et 50 % des médecins travaillent à titre principal dans le secteur privé ;
- *Pour la filière pharmaceutique* : 80 % du CA au prix de cession est réalisé par des acteurs privés et 50 % des besoins des structures publiques sont couverts par les grossistes privés ;
- *Pour la filière formation* : environ 50 % des personnes admises aux examens TSS sont formées dans des écoles privées ainsi qu'environ 90 % des candidats admis aux examens TS ;
- *Pour la filière assurance santé* : toutes les mutuelles sont des structures privées.

Malgré cette importante contribution du secteur privé de la santé au Mali, il faut des recherches plus approfondies pour mesurer pleinement sa taille, sa configuration, la qualité des soins rendus, son accessibilité financière et sa contribution à l'atteinte de l'ensemble des objectifs et résultats du secteur de la santé.

Afin de mieux profiter du potentiel lié au secteur privé, la Société financière internationale (IFC)[1] et les autorités maliennes ont engagé cette étude, confiée au Boston Consulting Group (BCG) en collaboration avec RESADE, avec le soutien financier de la Fondation Bill et Melinda Gates, et en consultation étroite avec le ministère de la Santé, les autres parties prenantes et les partenaires de développement, afin d'identifier les moyens de renforcer la contribution qu'apporte le secteur privé à la réalisation des objectifs de santé publique. Cette étude a reposé sur la conduite parallèle :

- D'un chantier analytique qui a permis d'identifier la place du secteur privé dans le système des soins de santé et d'analyser les grands enjeux de chacune de ses filières (soins, formation, médicaments, assurance) et composantes (commerciale, communautaire, associative, confessionnelle, traditionnelle) ; et
- D'un chantier d'implication des parties, afin de valider et d'enrichir les constats, d'échanger sur les axes d'amélioration et d'en ébaucher les modalités opérationnelles.

Remarques méthodologiques

Secteur privé de la santé : périmètre retenu

Il est important de préciser que *le secteur privé* est défini dans cette étude de façon volontairement extensive, c'est-à-dire englobant l'ensemble de ses composantes commerciales et non lucratives, y compris la santé communautaire.

La nature privée des CSCOM est bien établie depuis leur origine. Les ASACO (Association de santé communautaire) ont été créées par la société civile et la santé communautaire reste aujourd'hui gérée par les populations elles-mêmes, par l'entremise de ces associations. Politiquement, le choix réalisé à l'époque de confier les soins de santé primaires aux communautés n'a pas été remis en cause, même si l'expansion de ces structures a effectivement été le fruit d'une politique volontariste.

Juridiquement, les ASACO/CSCOM sont des structures de droit privé et tiennent une comptabilité qui les distingue des établissements publics du ministère de la Santé. L'appui-conseil apporté par les pouvoirs publics et l'encadrement par le pouvoir réglementaire de leurs activités délimitent, mais ne suppriment pas, leur autonomie de gestion. Financièrement, les subventions publiques qu'ils reçoivent dès leur création ne les exonèrent pas de la nécessité d'équilibrer leurs comptes.

Recours à la modélisation économique et financière

Une large partie des analyses effectuées repose sur le retraitement et l'exploitation des bases de données existantes, ainsi que sur les modèles financiers et macroéconomiques construits sur la base de ces données et des éléments reconstitués par triangulation. Ces calculs se sont avérés indispensables pour évaluer avec précision les grandes tendances démographiques du secteur privé, aujourd'hui relativement méconnues, ainsi que pour mesurer la situation des CSCOM et du mouvement mutualiste, et identifier avec précision quels moyens doivent être mis en œuvre pour les renforcer.

Cette méthode permet d'assurer des résultats en termes de santé publique tout en analysant les implications financières des recommandations formulées. Les modélisations effectuées reposent sur la construction d'une structure micro type (CSCOM modèle et mutuelle rurale moyenne) et sur un passage à l'échelle macro pour mesurer l'efficacité des politiques de soutien sur l'ensemble du pays.

Principaux constats

Au terme d'une analyse systémique du secteur, les constats ci-après ont été dressés et partagés avec l'ensemble des participants des secteurs public et privé lors de sessions de travail et de trois séminaires.

Ces constats portent sur chacune des composantes du système des soins de santé :

- Médecine privée
- Formation des professionnels de la santé
- Santé communautaire
- Mutuelles
- Médicaments
- Gouvernance

Gouvernance

Concernant la gouvernance, les principales constatations étaient que :

▪ L'association du secteur privé, dont la légitimité doit encore être consolidée, à la définition des politiques de soins de santé est encore insuffisante (non représentation au sein des organes de suivi nationaux du PRODESS (Programme de développement sanitaire et social), principal document stratégique de la politique de santé) ;

▪ Il en est de même pour l'association du secteur privé à la définition de l'environnement réglementaire dans lequel il évolue, du fait de l'absence d'enceintes de dialogue et de concertation spécifiques et suffisamment inclusives.

Médecine privée

▪ La répartition inégale de la médecine privée sur le territoire, avec une forte concentration sur Bamako, aboutit à limiter la capacité d'absorption du marché et conduit certains acteurs en recherche d'activités à offrir des soins de moindre qualité ;

▪ La faible articulation avec le secteur public freine son association aux missions de service public de formation et de vaccination et ne permet pas d'exploiter la complémentarité de structures sanitaires privées et publiques ;

▪ Certaines règles de catégorisation des établissements sanitaires sont perçues par certains comme trop rigides et méritent une réflexion ;

▪ Les premières installations des professionnels sont freinées par une absence d'accompagnement à l'installation (faible prise en charge des besoins de financement à l'installation que les banques sont réticentes à couvrir, insuffisante prise en charge des besoins de formation liés à l'exercice dans le secteur privé ou en milieu rural) ;

▪ D'une façon plus générale, les professionnels de la santé du secteur privé évoluent dans un environnement des affaires peu porteur, mais en progrès, comme en atteste le classement du Mali dans le rapport *Doing Business 2010* (le Mali figure en 156e position sur 183 et avance de six places par rapport à 2009). Comparé à d'autres pays d'Afrique subsaharienne, les facteurs les plus pénalisants du climat général des affaires sont l'accès aux crédits bancaires et le paiement des impôts.

Santé rurale et communautaire

▪ Malgré un succès historique en termes de couverture, avec 87 % des populations situées à moins de 15 km d'un centre en 2009[2], le CSCOM moyen souffre d'une dépendance aux subventions pour couvrir ses coûts en raison de la faible productivité de ses personnels, de sa fréquentation insuffisante et des capacités de gestion limitées de l'ASACO ;

▪ La politique actuelle de renforcement de l'offre des CSCOM répond imparfaitement à cette insuffisance de la demande, alors que les grandes décisions concernant la santé publique (gratuité notamment) doivent mieux tenir compte du principe de recouvrement des coûts sur lequel la santé communautaire repose ;

■ Les CSCOM sont placés dans des situations intrinsèques spécifiques qu'il convient de prendre en compte en déclinant le soutien qui leur est apporté. Enfin le succès des stratégies de médicalisation nécessite un accompagnement des médecins s'installant en CSCOM.

Médicaments

■ La filière médicaments est marquée par la répartition inégale des officines sur le territoire qui limite la capacité d'absorption du marché et nécessite des améliorations au niveau de l'installation et de la formation ;

■ Les besoins de financement sont couverts en partie par les partenaires des officines (grossistes) ;

■ Les besoins de formation à l'installation ne sont pas correctement couverts par la formation initiale.

Formation des professionnels de la santé

■ La faiblesse des instruments de régulation des effectifs de professionnels de la santé en formation initiale et de la qualité de certains acteurs fragilisent l'équilibre du secteur ;

■ L'inadéquation de la formation avec les besoins des professionnels de la santé liés à leur installation dans le secteur privé ou en milieu rural constituent un frein supplémentaire au développement du secteur privé.

Mutuelles

■ Au rythme actuel de progression de la couverture mutualiste, environ 5 % de la population serait couverte en 2015 : un passage à l'échelle est donc nécessaire ;

■ Un passage à l'échelle pourrait commencer par une phase préalable d'expérimentation dans une ou deux régions pilotes. Une des options de passage à l'échelle consiste à créer 100 mutuelles pour répondre aux besoins de la population rurale à un coût abordable (300 F CFA/mois) ;

■ L'impact d'un tel déploiement des mutuelles serait très significatif pour le système des soins de santé (hausse du taux de contact et du volume d'activités des CSCOM) et permettrait d'augmenter la demande de soins en desserrant la contrainte financière pesant sur les ménages.

Principales recommandations

Les pistes d'amélioration ci-après sont le fruit des analyses menées et du dialogue établi avec les parties prenantes et ont été partagées lors des trois séminaires (voir remarques méthodologiques préliminaires).

D'un point de vue systémique, les recommandations relatives à la santé rurale et communautaire ainsi qu'au développement des mutuelles, qui sont intimement liées notamment dans la mesure où elles portent sur les mêmes populations (les populations rurales les plus fragiles et les moins bien desservies par le système des soins de santé), apparaissent comme les plus susceptibles d'avoir un impact majeur sur l'état de santé des Maliens et l'atteinte des objectifs de développement pour le Millénaire. Ces pistes d'action constituent des orientations à moyen terme ambitieuses et ne peuvent vraisemblablement pas être mises en œuvre sans un soutien technique, voire financier, durable.

Partenariat et dialogue entre les secteurs public et privé

En vue d'encourager le dialogue entre les secteurs public et privé, les recommandations suivantes ont été formulées :

- Création d'un comité de dialogue et de concertation public/privé dans les meilleurs délais et d'une structure transitoire préfigurant le comité de dialogue dès à présent. Son rôle pourrait être notamment de donner un avis sur les textes normatifs affectant le secteur privé et de contribuer à l'enrichissement des documents stratégiques relatifs à la santé publique ;
- Meilleure intégration dans le PRODESS du secteur privé commercial à travers une révision de la composition des structures de suivi ;
- Création d'une structure représentant l'ensemble du secteur privé. La création d'une structure de préfiguration du comité de dialogue et de concertation constituera une incitation supplémentaire pour le secteur privé à désigner des représentants intérimaires et à rationaliser sa structuration actuelle ;
- Définition d'une politique nationale de renforcement du partenariat public/privé. Cette politique offrira un cadre cohérent aux différentes actions engagées en vue de mieux associer les différentes composantes étatiques et non étatiques du système des soins de santé. Une association étroite de l'État et du secteur privé est nécessaire dans la construction de cette politique ;
- Mesures d'accompagnement du développement des partenariats public-privé (PPP) — un renforcement à plus long terme des capacités des structures publiques à piloter ces contrats complexes apparaît aujourd'hui comme un préalable au passage à l'échelle de ces PPP :
  - Renforcement de la DESR (Division des équipements sanitaires et de la réglementation), au sein de la Direction nationale de la santé (DNS) et création d'une section dédiée au PPP ;
  - Création de conventions modèles : partage des équipements et spécialités sur un territoire donné, participation aux activités de formation, participation aux examens/activités de laboratoire et participation aux activités de vaccination.

Création/Révision des textes normatifs

- Durcissement des conditions d'octroi des autorisations d'ouverture d'écoles privées de soins de santé qui ne permettent pas de s'assurer de la réalité des capacités d'encadrement et de la qualité de l'enseignement ;
- Durcissement des conditions d'octroi de licences des grossistes. Des critères doivent être établis pour vérifier la réalité de l'activité des grossistes demandant une licence ;
- Durcissement des conditions de distribution de diplômes dans le domaine de la santé qui n'est pas un monopole de l'État au risque de créer plusieurs marchés des professionnels de la santé ;
- Engagement d'une réflexion sur les règles de zonage pour les médecins, dont 70 % sont concentrés à Bamako ;
- Réflexion sur le renforcement des mécanismes d'accréditation/contrôle : accréditation qualité dans le cadre de la mise en œuvre de l'assurance maladie obligatoire (AMO) et coopération entre le ministère de la Santé et le ministère chargé de l'Éducation pour les écoles privées.

Mécanismes d'application des textes

- Renforcement des capacités d'autorégulation des ordres professionnels. Cela passe par un renforcement des moyens en personnel des structures ordinales. Il est également nécessaire d'engager une réflexion sur les moyens pour les ordres de jouer leur rôle disciplinaire ;
- Création d'un médiateur du secteur privé (discussion à poursuivre). Son rôle serait de rechercher un accord amiable entre l'administration et l'auteur de la saisine et proposer une amélioration des textes et procédures.

Politique de formation

- Renforcement des outils de régulation et d'amélioration de la qualité de la filière de formation :
  - Négociation avec les structures privées d'enseignement supérieur en santé de conventions juridiquement contraignantes fixant la capacité maximum de formation de ces établissements ;
  - Transformation pour les TSS/TS de l'examen actuel en concours, afin de permettre de définir par avance le nombre de paramédicaux formés chaque année ;
  - Établissement du monopole de l'État dans la délivrance des diplômes de santé (voir. *supra*) ;
  - Réflexion sur le zonage des structures de formation.
- Augmentation des capacités de formation pour les médecins et pharmaciens en associant le secteur privé (stages en CSCOM médicalisés et dans les cliniques, direction de thèses par des médecins privés, encouragement de projets d'ouverture d'antennes déconcentrées de la FMPOS dans les régions) ;
- Adéquation de la formation et des nouvelles conditions d'exercice des professionnels de santé :
  - Renforcement des modules de formation initiale préparant les professionnels de la santé à l'exercice dans le secteur privé et en milieu rural ;
  - Organisation par les ordres de la formation continue de leurs membres se dirigeant vers le secteur privé en leur offrant des modules de formation à la gestion selon des modalités compatibles avec un exercice libéral et durant la première année de leur installation ;
  - Effort de formation au moment de l'installation des médecins de campagne (en CSCOM ou dans d'autres structures) pour favoriser le succès des programmes de médicalisation.

Répartition géographique du secteur privé commercial et amélioration de sa qualité

En vue d'améliorer la répartition géographique et la qualité des soins de santé privés payants, les recommandations suivantes ont été formulées :

- Création au sein des ordres professionnels d'un guichet spécifique pour mieux faire connaître les avantages en vigueur (code de l'investissement, etc.) et le régime fiscal ;
- Meilleur accès aux financements pour les professionnels en installation (fournisseurs de soins lucratifs/non-lucratifs, pharmacies, écoles) :

- Prise de garantie partielle des financements bancaires à hauteur de 50 % d'un portefeuille d'encours d'un milliard de F CFA (soit environ 50 % des besoins de financement à l'installation des cabinets, cliniques et officines sur 2010-2012) ;
- Autres outils d'ingénierie financière (prises de participation, etc.).
- Mise en place d'incitations à une meilleure qualité/répartition géographique du secteur privé :
  - Introduction d'incitations fiscales ciblées sur l'installation en régions, dans le cadre ou en complément du code de l'investissement (avantages supplémentaires pour les investissements réalisés par les professionnels de la santé dans des zones moins denses : allongement de la durée d'exemption fiscale). Une solution spécifique doit être conçue pour les pharmaciens qui ne sont pas éligibles au code de l'investissement ;
  - Réflexion sur le conventionnement/la tarification des acteurs privés à l'AMO.
- Ouverture d'une réflexion sur les règles de zonage pour les médecins privés (discussion à poursuivre).

Renforcement de la santé rurale et communautaire

Dans le but d'améliorer les soins de santé rurale et communautaire, les recommandations suivantes ont été formulées :

- Renforcement de la capacité de gestion des ASACO/CSCOM :
  - Sensibilisation des partenaires des CSCOM à la nécessité de ne pas affaiblir l'autorité de gestion des ASACO en veillant à ce que l'aide qui leur est apportée reflète parfaitement l'expression de leurs besoins ;
  - Appui aux programmes de formation continue des membres des ASACO ;
  - Apport d'une aide extérieure aux ASACO ressentant le besoin de renforcer leurs capacités de gestion : ces gestionnaires seraient sélectionnés après appel à candidature par un groupe d'ASACO et assumeraient pour leur compte la gestion déléguée du CSCOM dans le respect des attributions du chef de centre et joueraient un rôle de conseil sur les décisions stratégiques à adopter. Leur rémunération pourrait être en partie indexée sur les résultats obtenus.
- Réorientation des subventions apportées vers les besoins réels des CSCOM et selon leur situation spécifique (discussion à poursuivre) :
  - Retirer progressivement les personnels mis à disposition dont la présence n'est pas justifiée par le niveau d'activités du CSCOM ;
  - Réorienter l'appui/conseil de l'État sur l'audit de leur pérennité financière ;
  - Moduler les soutiens apportés aux CSCOM selon leurs situations spécifiques.
- Développement de l'offre médicale en milieu rural :
  - Intensification après estimation de leur impact et de leur durabilité des programmes d'accompagnement des réseaux de soins ruraux ;
  - Établissement par convention tripartite entre l'État, la FENASCOM (Fédération nationale des associations de santé communautaire) et tout partenaire intéressé d'un programme d'accompagnement à la médicalisation pour accélérer l'installation des médecins dans les CSCOM.

Expansion volontariste des mutuelles

Dans le but de développer les mutuelles privées, les recommandations suivantes ont été formulées :

- Soutien initial au passage à l'échelle de l'UTM (Union technique de la mutualité malienne) pour accompagner l'expansion de la couverture dans le contexte des initiatives sur l'extension de la couverture maladie. Une des options consiste à appliquer dans une ou deux régions une expérimentation ambitieuse de deux ans au terme de laquelle les enseignements tirés permettraient de définir les modalités d'un passage à l'échelle adapté au contexte malien. Cela passe par un appui à l'UTM et aux efforts de mobilisation sociale. Un opérateur extérieur sélectionné par appel d'offres par l'UTM et l'État est susceptible de compléter rapidement les effectifs insuffisants de l'UTM et des services du développement social.
- Examen sur la base des mutuelles existantes des meilleurs moyens de soutenir les mutuelles après la phase de création, notamment par l'amélioration des modalités de subvention de la participation des pauvres à ces programmes.

Conclusions

Le Gouvernement malien a une occasion de tirer parti de la contribution du vaste et dynamique secteur privé de la santé à l'atteinte des objectifs et des résultats nationaux en matière de soins de santé. L'étude présente les différents instruments de gestion proposés au secteur privé tels que l'information, les règlements, les financements et la fourniture directe des services publics dans les domaines où le marché présente des lacunes majeures.

Alexander S. Preker
Rédacteur de la série
Chargé de l'analyse des politiques du secteur de la santé et des investissements
Services de conseil sur le climat de l'investissement
Groupe de la Banque mondiale

Remerciements

Nous remercions l'ensemble des parties prenantes du système des soins de santé malien auprès desquelles nous avons toujours obtenu une aide précieuse pour recueillir les données nécessaires, nous faire partager leurs connaissances et réagir à nos hypothèses et propositions.

Le Dr S. Samaké et le Dr Issa Berthe (Cellule planification et statistique du secteur Santé, Développement Social et Promotion de la Famille), le Dr Boré, Conseiller technique du Ministre, ainsi que le Dr M. Yattara (Direction nationale de la santé), nous ont été particulièrement précieux pour naviguer au sein du ministère de la Santé, avec l'appui des représentants à Bamako du Groupe de la Banque mondiale, notamment le Dr Ousmane Diade Haidara, chef de projet dans le secteur de la santé au Mali (Banque mondiale), M M. Magassouba et Mme F. Sidibé. Nous remercions tout particulièrement M. Ousmane Diade Haïdara, chef d'équipe pour la santé de la Banque mondiale au Mali et Mme Marie Odile-Waty, expert santé de la Société financière international (IFC), pour leur contribution. Les autres membres du comité de suivi et du ministère de la Santé malien ont également apporté tout leur concours et appui au cours de nos travaux, en particulier le Dr N. Coulibaly, président du Conseil de l'ordre national des pharmaciens, et le Dr Fodé Coulibaly (Inspection de la santé).

On soulignera de la même façon le rôle indispensable joué par les interlocuteurs du secteur privé, parmi lesquels le Dr O. Ouattara (Care), le Dr Nimaga (Association des médecins de campagne), le Dr Sy (Santé Sud), le Dr L. Fofana, le Dr D. Coulibaly, et le Dr A. Traore (Association des médecins libéraux du Mali), M Fidi Doumbia (FENASCOM), et M Cheikna Toure (UTM), M Yacouba Koné (Fondation Aga Khan), M B. Cissé (Centre Mérieux), M Issa Traore (ASACO Banconi) et le Dr M. Diallo (Coalition du secteur privé).

D'une façon générale, l'ensemble des participants aux trois séminaires, les personnes rencontrées lors des déplacements à Bamako et en régions, les partenaires techniques et financiers interrogés et les responsables des autorités maliennes ont tous été déterminants dans l'accomplissement de ce projet.

Le bureau d'études RESADE a joué un rôle significatif dans notre compréhension du comportement des Maliens vis-à-vis du système des soins de santé, et ces remerciements lui sont également adressés.

Nous remercions Matthieu Jamot et Sébastien Hua de Boston Consulting Group (BCG) qui ont largement contribué à la collecte et à l'analyse des données ainsi qu'à la rédaction du rapport.

Enfin, nous tenons à remercier les équipes de la Société financière internationale et du Groupe de la Banque mondiale (notamment M Alexander S. Preker, le Dr Khama Rogo, Mme Marie-Odile Waty, M Connor Spreng, Mlle Bousso Drame, Mme Tonia Marek), pour avoir suscité, orienté, nourri et soutenu notre démarche tout au long du projet.

Acronymes

AMC	Association des médecins de campagne
AMLM	Association des médecins libéraux du Mali
AMO	Assurance maladie obligatoire
AMV	Assurance maladie volontaire
ANPE	Agence nationale pour l'emploi
APBEF	Association professionnelle des banques et des établissements financiers
API	Agence de promotion des investissements
ASACO	Association de santé communautaire
CCIM	Chambre de commerce et d'industrie du Mali
CEDEAO	Communauté économique des États de l'Ouest africain
CNIECS	Centre national d'information, d'éducation et de communication pour la santé
CNOM	Conseil national de l'ordre des médecins
CNOP	Conseil national de l'ordre des pharmaciens
CNOSF	Conseil national de l'ordre des sages-femmes
CSCOM	Centre de santé communautaire
CSCRP	Cadre stratégique pour la croissance et la réduction de la pauvreté
CSREF	Centre de santé de référence
DAF	Direction des affaires financières
DESR	Division des équipements sanitaires et de la réglementation
DNS	Direction nationale de la santé
DPM	Direction de la pharmacie et du médicament
DRH	Direction des ressources humaines
FEMATH	Fédération malienne des associations de thérapeutes traditionnels et herboristes
FENASCOM	Fédération nationale des associations de santé communautaire
FMPOS	Faculté de médecine, de pharmacie et d'odontostomatologie
GPSP	Groupe pivot santé population
IFC	International Finance Corporation / Société financière internationale
INFSS	Institut national de formation en sciences de la santé
INRSP	Institut national de recherche en santé publique
INSTAT	Institut national de la statistique
IS	Inspection de la santé
ONG	Organisation nongouvernementale
OOAS	Organisation ouest-africaine de la santé
PDES	Projet pour le développement économique et social
PDRHS	Politique de développement des ressources humaines pour la santé
PMA	Paquet minimum d'activités

PPM   Pharmacie populaire du Mali
PPP   Partenariat public-privé
PRODESS   Programme de développement sanitaire et social
PSNRSS   Plan stratégique national de renforcement du système de santé
PTF   Partenaires techniques et financiers
RAMED   Régime d'assistance médicale
SYNAPO   Syndicat des pharmaciens d'officine
TS   Technicien de santé
TSS   Technicien supérieur de santé
UEMOA   Union économique et monétaire ouest-africaine
UTM   Union technique de la mutualité malienne

1. Introduction et éléments de contexte

L'initiative *Santé en Afrique*

Les nombreux efforts engagés ces dernières décennies pour améliorer le niveau des soins de santé des pays d'Afrique subsaharienne ont permis de réaliser des progrès importants en termes de recherche et d'accès aux systèmes de fourniture de soins. Cependant, ces améliorations sont inégales et ont essentiellement porté sur le système public, en particulier au niveau de l'accès et de la fourniture des soins.

L'ensemble des acteurs nationaux et internationaux reconnaissent de plus en plus la contribution du secteur privé de la santé aux objectifs de santé publique dans les pays d'Afrique subsaharienne. Dans ces pays, l'État n'est pas en mesure de subvenir à l'ensemble des besoins des habitants et le secteur privé s'est progressivement développé, pour atteindre dans certains cas de 40 % à 50 % de l'ensemble du système et devenir un acteur incontournable et dynamique. Ce développement s'est effectué alors même que certaines actions publiques ont eu des effets négatifs sur le développement à moyen terme (par exemple : distribution gratuite de médicaments, décision de gratuité de certains actes médicaux) et que ces acteurs sont, dans la plupart des cas, intégrés de manière marginale dans les plans d'amélioration de la santé publique.

Inversement, l'État peut jouer, s'il le souhaite (dans certains domaines et selon les circonstances, il peut être pertinent pour les autorités publiques de se réengager et de diminuer le poids du secteur privé) un rôle déterminant dans le développement des acteurs non gouvernementaux. Les gouvernements disposent à cet égard de plusieurs instruments (régulation, mise en place d'un cadre d'autorégulation, financement, information, etc.). Il est donc essentiel de renforcer la collaboration entre les secteurs public et privé afin de développer les différentes composantes du secteur privé et d'améliorer leur contribution aux objectifs de santé publique.

C'est dans cette perspective que la Société financière internationale (IFC) a développé l'initiative *Santé en Afrique* grâce à laquelle elle se propose de mettre à disposition des États des moyens pour :

- Identifier les opportunités de développement du secteur privé ;
- Améliorer la relation entre secteur privé et secteur public ;
- Articuler les plans d'action et les accompagner dans leur exécution.

Le Gouvernement du Mali s'est très rapidement porté volontaire pour mener les premières analyses. C'est dans ce contexte que le projet a été articulé afin de :

- Définir une stratégie et un ensemble de recommandations pour l'ensemble des acteurs (Gouvernement du Mali, acteurs locaux, partenaires techniques et financiers) afin d'augmenter la contribution du secteur privé aux objectifs de santé publique ;
- Sensibiliser l'ensemble des acteurs à la priorité qui s'attache au développement du secteur privé de la santé.

Éléments de contexte du Mali

Éléments démographiques

Avec près de 13,5 millions d'habitants, le Mali est un des pays avec le taux de croissance démographique le plus élevé, 2,8 % par an et une moyenne de 6,8 enfants par femme. Comme le montre la figure 1.1, la population va augmenter de près de 20 % entre 2010 et 2025 pour atteindre 18,6 millions d'habitants. La population totale aura ainsi doublé sur une période de 30 ans, entre 1995 et 2025.

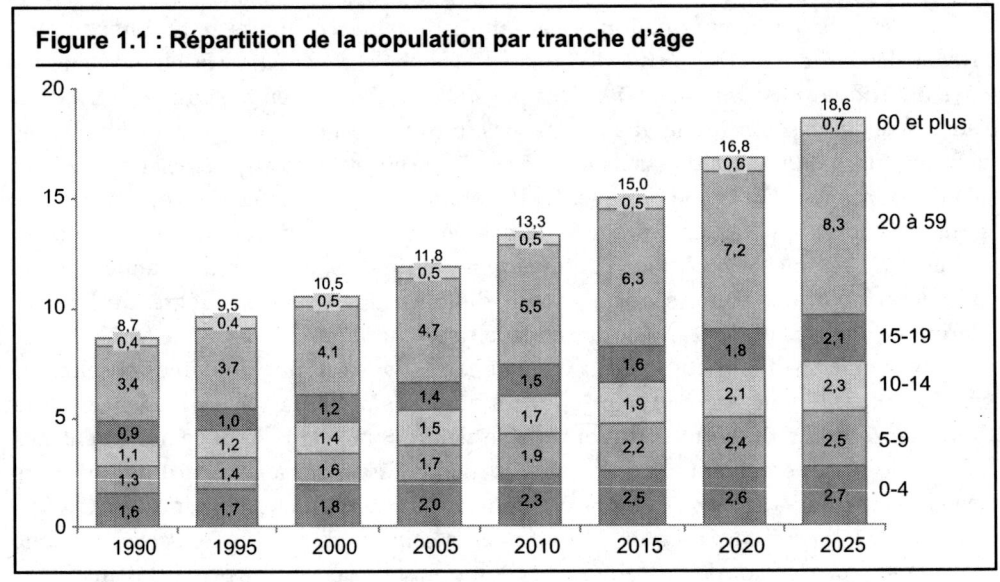

Figure 1.1 : Répartition de la population par tranche d'âge

Source : Nations Unies, 2008.

La population se répartit entre zones rurales pour 73 % et urbaines pour 27 %, en majorité sur Bamako et dans les chefs-lieux de région (Kayes, Sikasso, Ségou, Mopti, Gao).

Situation économique et sociale

Le tableau 1.1 présente quelques données économiques clés sur le Mali.

Tableau 1.1 : Mali : Données économiques

Données	1987	1997	2007
PIB (Mds USD)	1,9	2,5	6,9
Exportations/PIB	16,6 %	26,1 %	27,3 %
Dette/PIB	106 %	127,4 %	24,5 % a
APD/habitant (USD courant)	—	—	16 b

Source : World Bank 2008.
a. données 2006.
b. données 2008 (CAD, OCDE).

Le Mali occupe dans le classement établi par l'Organisation des Nations Unies sur l'Indice de développement humain la 178e position sur 182.

Indice de développement humain (IDH)	Espérance de vie à la naissance (années)	Taux d'alphabétisation des adultes (pourcentage de la population de 15 ans et plus)	Taux de scolarisation combiné pour l'éducation primaire, secondaire et supérieure (%)	PIB par habitant (PPA USD)
0,371 (178e)	48,1 (165e)	26,2 % (151e)	46,9 % (162e)	1 083 $ (162e)

Source : PNUD 2009. Rapport sur le développement humain 2009.

Climat général des affaires pour le secteur privé (Doing Business)

Les professionnels de la santé dans le secteur privé évoluent dans un environnement général dans l'ensemble peu porteur (figure 1.2), mais en progrès, comme en atteste le classement du Mali dans le rapport *Doing Business 2010* :

- Le Mali figure à la 156e position (sur 183) ;
- Le Mali a avancé de six places par rapport à 2009.

Comparé à d'autres pays d'Afrique subsaharienne, le Mali souffre des facteurs les plus pénalisants du climat général des affaires, qui sont :

- L'accès aux crédits bancaires ;
- Le paiement des impôts.

Inversement, parmi les domaines dans lesquels le Mali figure en bonne position par rapport aux autres pays d'Afrique subsaharienne figure l'octroi de licences.

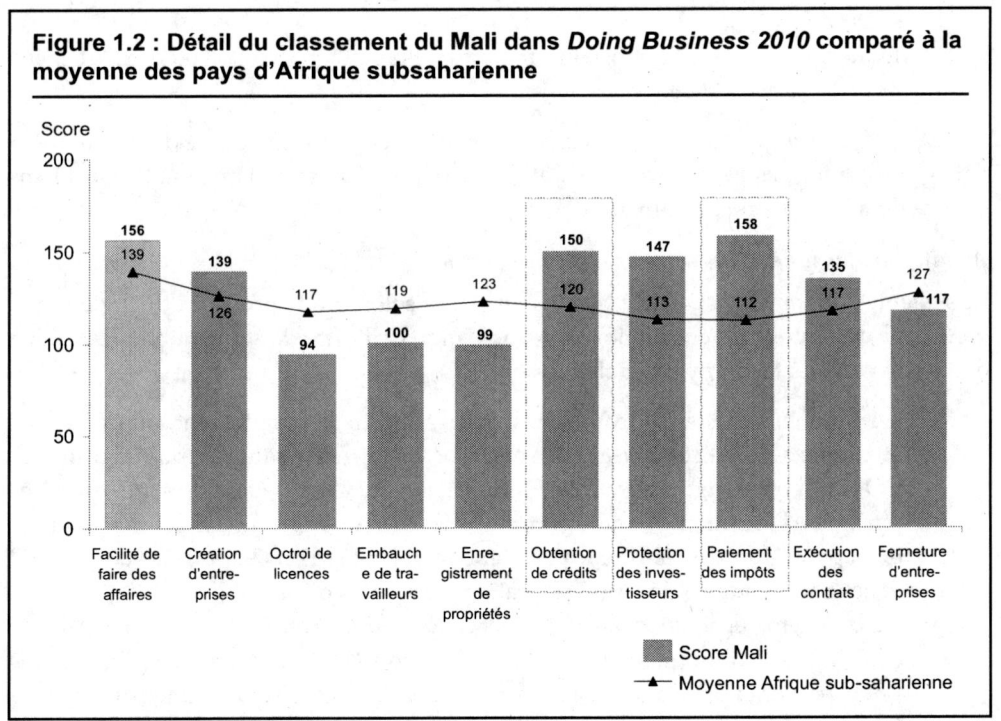

Figure 1.2 : Détail du classement du Mali dans *Doing Business 2010* comparé à la moyenne des pays d'Afrique subsaharienne

Source : Banque mondiale 2010.

Tableau 1.2 : Sélection d'indicateurs *Doing Business 2010* pour le Mali

Indicateurs	Score
Démarrer une activité (rang)	139
Nombre de procédures	7
Délai (en jours)	15
Obtenir un crédit (rang)	150
Indice de droit des créanciers et emprunteurs	3 (sur 10)
Indice de qualité de l'information sur le crédit	1 (sur 6)
Payer les impôts (rang)	158
Faire respecter les contrats (rang)	135
Nombre de procédures	36
Délai (en jours)	626

Source : Banque mondiale 2010.

Situation sanitaire

Grâce aux efforts entrepris par tous les acteurs, la situation sanitaire de la population malienne s'est améliorée depuis 15 ans, amélioration illustrée par des baisses significatives d'indicateurs clés :

- Baisse du taux de mortalité infanto-juvénile, passant de 237 ‰ en 1996 à 191 ‰ en 2006 ;
- Évolution du taux de mortalité maternelle de 582 pour 100 000 en 2001 à 464 pour 100 000 en 2006.

Malgré ces progrès, la situation est toujours préoccupante, avec près d'un enfant sur cinq qui n'atteint pas l'âge de cinq ans et une espérance de vie à la naissance de 49 ans (Indice de développement humain, PNUD).

Architecture du système des soins de santé malien

Le système des soins de santé du Mali est organisé selon les dispositions de la politique sectorielle de santé et de population. L'organisation de l'offre de soins publique se fait à quatre niveaux de façon pyramidale.

- Au premier échelon se trouve le district sanitaire. Actuellement, on dénombre 59 districts sanitaires eux-mêmes découpés en aires de santé disposant d'un CS-COM qui offre un nombre minimum d'activités. Chaque aire de santé est gérée par une Association de santé communautaire (ASACO). Le CSCOM est la base de la pyramide, c'est-à-dire le premier contact (à la mi-2009, plus de 900 CSCOM étaient actifs sur un découpage total de 1 030 aires de santé) ;
- Au deuxième échelon, chaque district dispose d'un centre de santé de référence (CSREF) doté d'un plateau technique plus étoffé et d'un personnel plus qualifié pour assurer la prise en charge des cas référés par les CSCOM, et remplit ainsi la fonction d'hôpital du district sanitaire, c'est-à-dire la première référence. Du côté des prestataires privés on dénombre environ 250 cabinets privés ;
- Au troisième niveau, on trouve sept établissements publics hospitaliers de deuxième référence, situés généralement dans les capitales régionales et qui reçoi-

vent les malades référés par les CSREF. On dénombre également environ 70 cliniques privées ;

▪ Le plus haut niveau est constitué par quatre établissements publics hospitaliers
de 3e référence, dont deux sont à vocation générale et deux à vocation spécialisée.

La correspondance schématique entre les structures privées et publiques est décrite
à grands traits dans la figure 1.3.

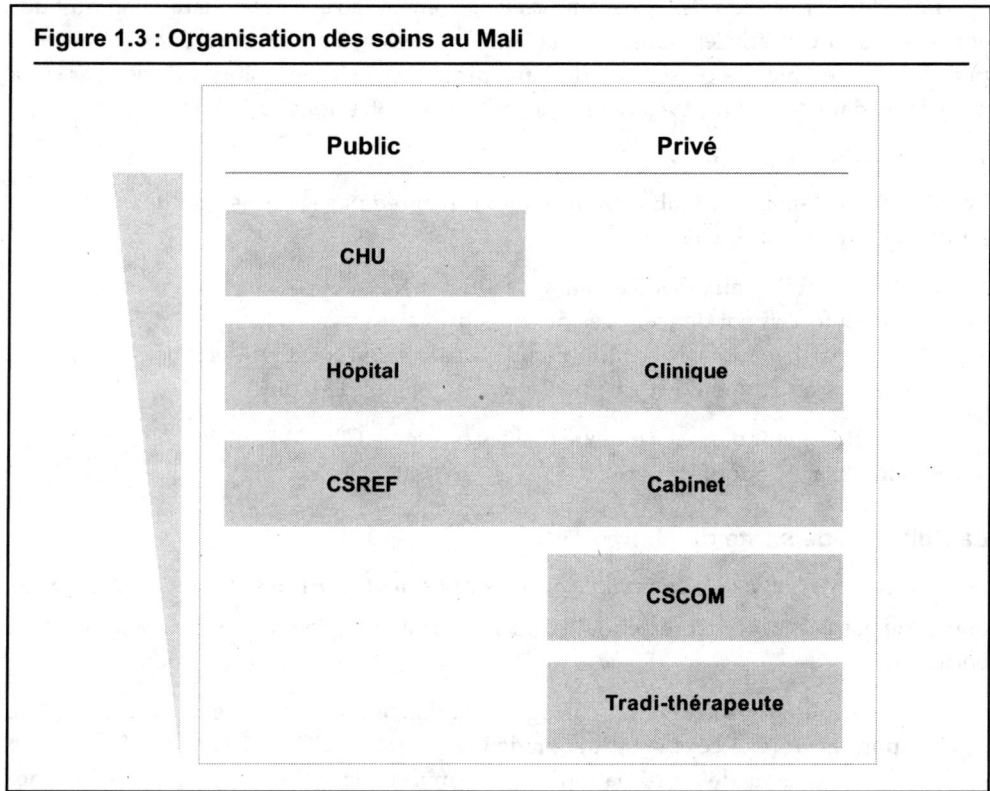

Figure 1.3 : Organisation des soins au Mali

Public	Privé
CHU	
Hôpital	Clinique
CSREF	Cabinet
	CSCOM
	Tradi-thérapeute

Source : Analyses BCG.

2. Description du système des soins de santé malien et de sa composante privée

Le secteur privé de la santé est le fruit des réformes introduites dans la deuxième
moitié des années 80.

Historique

Le système des soins de santé malien a profondément évolué depuis le milieu des années 80 sous l'effet conjugué de :

▪ La libéralisation de l'exercice privé des professions sanitaires ;
▪ L'initiative de Bamako.

1985-1986 : La libéralisation de la médecine privée

Depuis 1964, l'orientation poursuivie par les autorités maliennes, d'inspiration en partie socialiste, reposait sur :

- Le rôle quasi-exclusif de l'État dans la prestation des soins et la distribution des médicaments
- Une politique de gratuité.

Lors de l'application des programmes d'ajustement structurel, la réduction du budget de l'État a conduit les autorités maliennes à cesser d'embaucher dans la fonction publique l'ensemble des personnels de santé diplômés. Le Mali a alors autorisé par la loi n°85-41 en date du 22 juin 1985 l'exercice privé des professions sanitaires.

1987-1989 : L'initiative de Bamako

La politique de santé du Mali a été fortement inspirée par les trois grands objectifs de l'initiative dite de Bamako :

- L'accessibilité aux médicaments essentiels ;
- Le renforcement des services de soins primaires ;
- Une participation des communautés à la gestion locale des services de santé à travers notamment le principe du recouvrement des coûts.

C'est notamment dans ce contexte que les premiers CSCOM ont été constitués, avec la création de la première structure, l'ASACOBA[3], en 1989.

La politique de santé du Mali

L'approche sectorielle du Programme de développement sanitaire et social (PRODESS)

Soutenue par la communauté des bailleurs, la politique malienne concernant la santé est encadrée par :

- Les différents documents de programmation, en particulier le Cadre stratégique pour la croissance et la réduction de la pauvreté (CSCRP) 2007-2011 ;
- Le mécanisme de coordination de l'aide mis en place : le Programme de développement sanitaire et social (PRODESS), prolongé jusqu'en 2011, pour coïncider avec le CSCRP.

Le PRODESS est devenu le document de référence de coordination, d'orientation de mise en œuvre, de suivi et d'évaluation de tous les partenaires, et comporte un cadre de budgétisation pluriannuel avec l'ensemble des partenaires techniques et financiers (PTF) ainsi que des organes de suivi au niveau national, régional et local.

Le PRODESS reprend et décline pour les secteurs sociaux les développements et objectifs :

- Du Projet pour le développement économique et social (PDES) du Président de la République ;
- Du Plan décennal pour la réalisation des objectifs de développement pour le Millénaire (ODM) 2006-2015.

Les principaux indicateurs de la politique de santé au Mali sont décrits dans l'encadré 2.1.

Encadré 2.1 : Principaux indicateurs de la politique de santé du Mali

---

Principaux indicateurs de la politique de santé du Mali :
- Pourcentage d'enfants de moins de 5 ans présentant une insuffisance pondérale (ODM 1)
- Taux de mortalité des enfants de moins de 5 ans (ODM 4)
- Taux de couverture vaccinale DTCP3 chez les enfants de moins de 1 an (ODM 4)
- Taux de mortalité maternelle (ODM 5)
- Taux d'accouchements assistés y compris par les accoucheuses traditionnelles recyclées (ODM 5)
- Taux de prévalence du VIH/SIDA parmi les femmes enceintes âgées de 15 à 24 ans (ODM 6)
- Pourcentage de la population vivant dans un rayon de 5 km d'un centre de santé fonctionnel
- Taux de couverture CPN

Source : PRODESS, ministère de la Santé malien.

Articulés au PRODESS, d'autres documents politiques sont par ailleurs en cours de préparation, parmi lesquels :

- La Politique de développement des ressources humaines pour la santé (PDRHS) ;
- Le Plan stratégique national de renforcement du système de santé (PSNRSS) ;
- Un document politique autour des partenariats public-privé (encore assez préliminaire, et qui cherche notamment à impliquer davantage le secteur privé commercial dans un cadre contractuel de coopération avec l'administration, alors que les ONG (organisations non gouvernementales) et les structures de santé communautaire sont déjà liées par convention avec l'État).

Les politiques de décentralisation-déconcentration

Depuis le début des années 2000, le Gouvernement malien s'est engagé dans une politique de décentralisation/déconcentration de services clés : éducation, approvisionnement en eau et santé. Les responsabilités sont progressivement transférées aux collectivités locales, ainsi que les compétences et moyens.

Dans le domaine de la santé, les soins de santé primaires ont d'ores et déjà été basculés vers les collectivités territoriales. Ce sont désormais les mairies qui interviennent en premier lieu pour soutenir les ASACO et les CSCOM. Toutefois, le transfert effectif des compétences et des ressources est encore lent.

Soins

Les services de soins de santé privés au Mali sont fournis par le biais de différents acteurs : les CSCOM, les médecins exerçant en milieu rural et les médecins exerçant en milieu urbain (dans des cabinets privés et des cliniques).

Soins de santé primaires : les CSCOM

Les CSCOM sont des formations sanitaires privées, à but non-lucratif, créées par les communautés regroupées en ASACO (Association de santé communautaire) au niveau de l'aire de santé[4]. Les CSCOM sont chargés de délivrer un paquet minimum d'activités (PMA[5]) et sont financés par :

- Le recouvrement des coûts (tarifs des soins fixés au sein de la communauté, marge d'environ 15 % sur la vente de médicaments) ;
- La contribution des communautés ;
- Les subventions des pouvoirs publics ou des ONG.

Les CSCOM constituent une spécificité malienne dans l'organisation de la délivrance des soins de santé primaires. Ils constituent la base de la pyramide sanitaire et totalisent 56 % des contacts dans les structures de soins conventionnelles (en moyenne 0,23 contact/personne/an).

Ce sont les ASACO qui possèdent et sont chargées de la gestion des CSCOM en associant le responsable technique du centre. Depuis la politique de décentralisation, les ASACO signent une convention d'assistance mutuelle avec les mairies, à travers laquelle sont notamment définies les modalités du soutien apporté au centre de santé. L'État apporte par ailleurs son soutien au moment de la création du centre (construction des locaux, équipement initial, etc.) et tout au long de leur activité. Les CSCOM réalisent au total un chiffre d'affaires estimé de 30 Mds de F CFA, auxquels s'ajoutent 23 Mds de F CFA de subventions (40 % en subventions financières, 60 % en subventions en personnel).

Un maillage territorial étendu d'environ 900 CSCOM

À la mi-2009, les CSCOM couvraient près de 90 % des aires de santé définies en application des orientations de la politique sectorielle du Mali. En dehors de Bamako, 87 % de la population se trouve à moins de 15 km d'un CSCOM et 51 % à moins de cinq km. À ce jour, 90 % des aires de santé (1 070 au total) sont équipées d'un CSCOM, dont le rythme de création s'est accéléré depuis la fin des années 90 (voir figure 2.1).

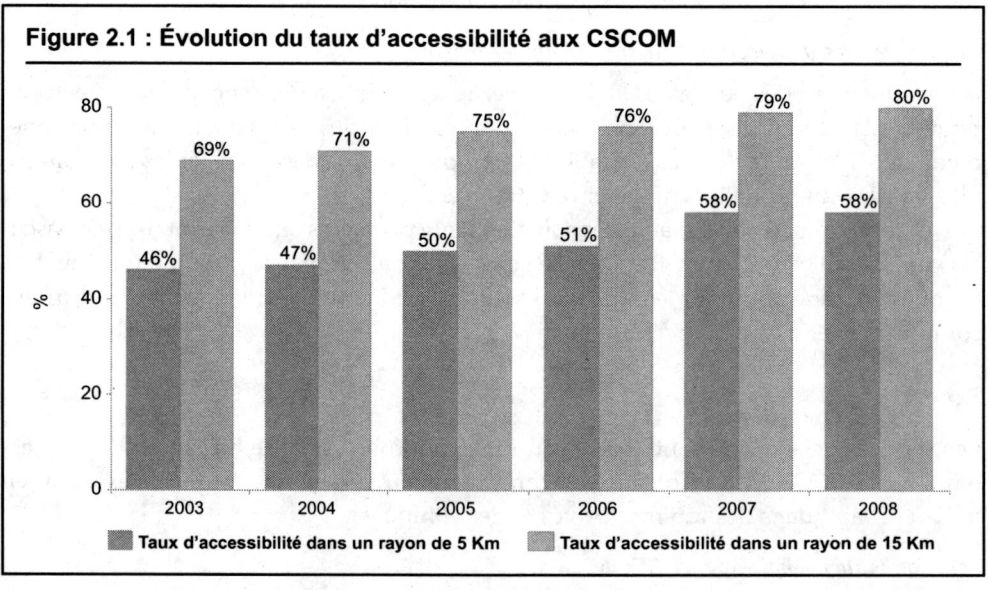

Figure 2.1 : Évolution du taux d'accessibilité aux CSCOM

Sources : Annuaire statistique 2009 ; Carte sanitaire - Fichiers Bilan C 2008 DNS CPS ; entretiens ; analyses BCG.
Note : Chiffres hors Bamako.

Ce rythme de progression rapide est la résultante d'une politique volontariste d'amélioration de l'accessibilité géographique aux soins pour les populations rurales (voir figure 2.2). Il s'agit d'un succès significatif de la politique menée par les pouvoirs publics. On notera toutefois que certains CSCOM se sont ouverts malgré l'absence de critères de viabilité définis, en particulier en termes de bassin de population.

Figure 2.2 : Pourcentage de la population située à moins de 15 km d'un CSCOM

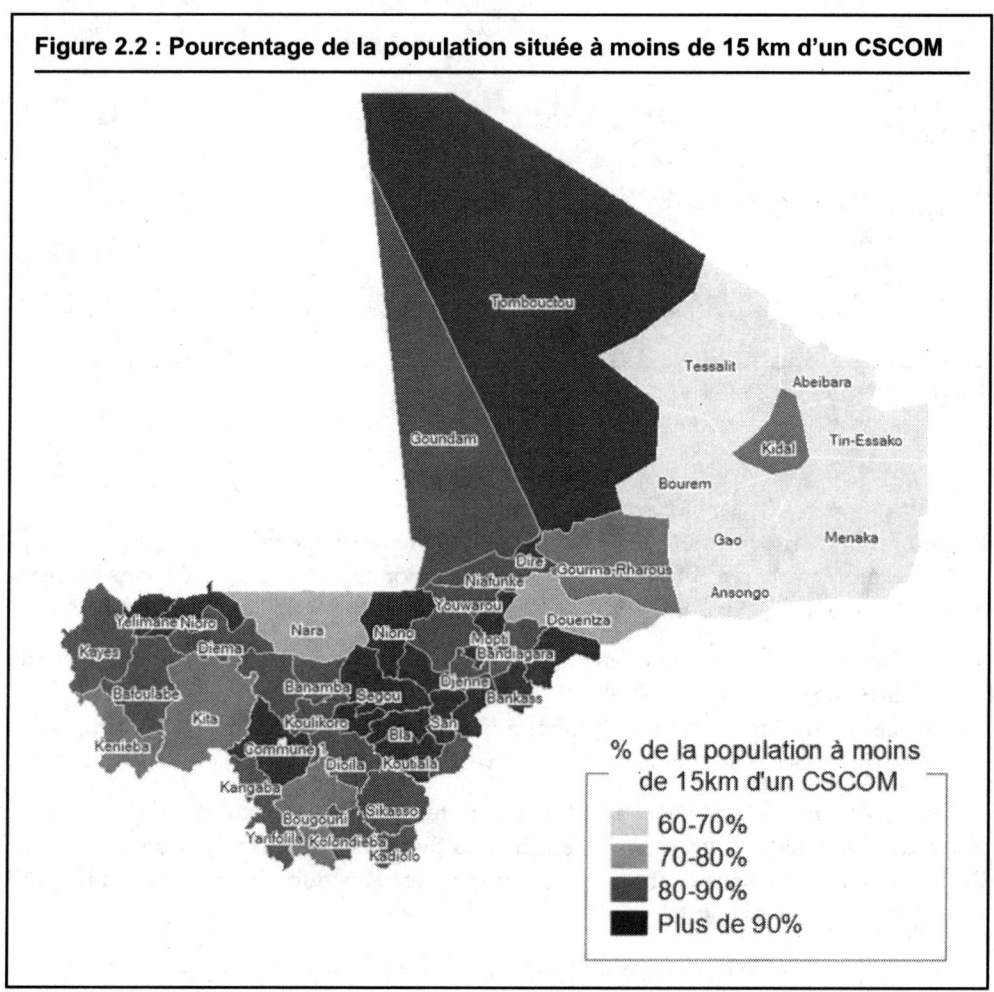

Sources : Fichiers Bilan C ; analyses BCG.
Note : Hors Gao.

La médecine privée

Près de 50 % des médecins exercent leur activité principale dans le secteur privé.

Dans la mesure où tous les médecins diplômés ne sont pas embauchés dans la fonction publique, leur nombre augmente mécaniquement chaque année. Les médecins exerçant dans le secteur privé représentaient en 2008 environ 48 % du nombre total de médecins en activité (voir figure 2.3).

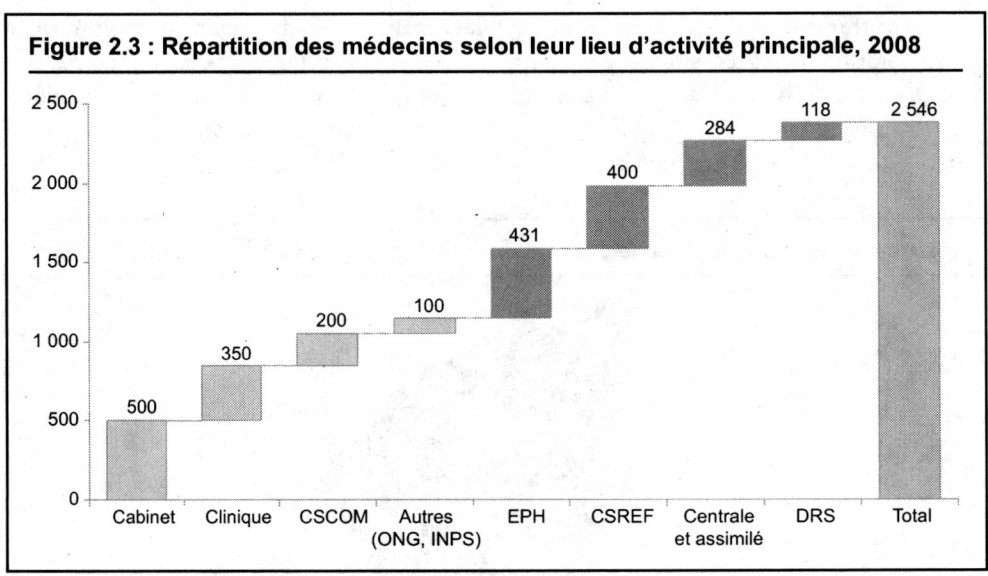

Figure 2.3 : Répartition des médecins selon leur lieu d'activité principale, 2008

Sources : DRH Min. santé (données 2008) - Analyses BCG.
Note : Hypothèses de deux médecins par cabinet et cinq médecins par clinique.

Une faible proportion (<10 %) exerce en milieu rural.

Regroupés en partie au sein de l'Association des médecins de campagne (AMC) et appuyés notamment par les programmes de l'association Santé sud, les médecins exerçant en zone rurale se répartissent entre :

- Les médecins travaillant en CSCOM : environ 200 selon la DRH du ministère de la Santé ;
- Les médecins de famille installés à leur compte et médecins exerçant dans des structures confessionnelles/associatives : ~30 (source : AMC).

Les médecins de famille exerçant une activité libérale disposent d'un plateau technique dans la majorité des cas inférieur à celui de leurs collègues des zones urbaines. Certains d'entre eux bénéficient d'un échographe, et beaucoup plus rarement d'un petit laboratoire d'analyses médicales.

Deux grandes catégories d'établissements en zone urbaine : cabinets et cliniques

La catégorisation des établissements de soins privés laisse apparaître deux grandes catégories : les cabinets médicaux (soins ambulatoires) et les cliniques (soins hospitaliers). On distingue par ailleurs les cliniques médicales des cliniques chirurgicales selon la nature des soins autorisés.

La plupart des cabinets médicaux offrent des soins généralistes. Les plus importants d'entre eux, comme les cliniques, offrent cependant des soins spécialisés recourant dans une majorité de cas aux médecins spécialistes du secteur public venant effectuer des vacations. Cette double activité est extrêmement répandue chez les médecins du secteur public.

Le plateau technique des cliniques les mieux équipées, sans être équivalent à celui des établissements publics hospitaliers de pointe, peut dans certain cas être comparable à celui des hôpitaux de deuxième référence, et ainsi compléter à l'échelle d'un territoire le plateau technique disponible. On signalera le cas particulier de la clinique Pasteur dont le niveau d'équipement et le nombre de spécialistes y exerçant en font un centre de référence à Bamako, notamment pour les populations les plus aisées.

On estime le nombre de cabinets à 250 et le nombre de cliniques à 70 (voir figure 2.4). Un cabinet regroupe en moyenne deux médecins à plein temps (les plus petits n'emploient qu'un médecin, les plus importants peuvent regrouper jusqu'à cinq-six personnes), et une clinique regroupe cinq médecins (les plus petites cliniques regroupent trois-quatre personnes, les plus importantes cliniques de Bamako peuvent rassembler 20-25 professionnels de la santé). L'encadré 2.2 illustre la politique tarifaire pratiquée en cabinet.

Encadré 2.2 : Prix pratiqués dans la clinique du le Dr Koné à Niono (en F CFA)

Prix pratiqués dans la clinique du le Dr Koné à Niono (en F CFA) :
* Consultation : 2 000
* Échographie : 8 000
* Analyse : 3 000
* Petite chirurgie : 2 500
* Accouchement : 20 000
* Hospitalisation : 2 000/nuit

Source : Entretiens BCG.

Les structures privées représentent à l'échelle nationale un taux de contact de 0,1/personne/an (figure 2.4).

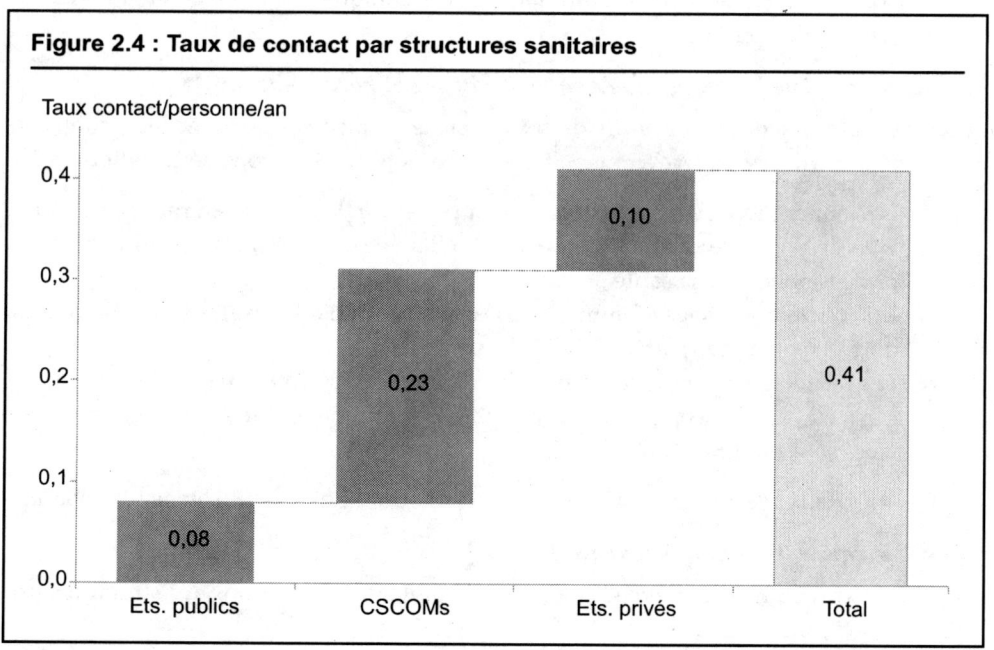

Figure 2.4 : Taux de contact par structures sanitaires

Taux contact/personne/an

Sources : Annuaire SLIS 2008 ; annuaire statistique des hôpitaux 2007 ; DNS ; CPS ; Fichiers Bilan C ; analyses BCG.

On dénombre également un certain nombre de cabinets infirmiers libéraux et des cabinets privés de sages-femmes.

Une répartition inégale des établissements de soins privés entre les régions

La répartition indicative de ces structures privées sur le territoire (tableau 2.1), en l'absence de recensement officiel, est la suivante :

- 70 % à Bamako
- 30 % en régions

Tableau 2.1 : Répartition des établissements de soins privés

Établissements	Bamako	Régions	Total
Cabinets	175	75	250
		• Entre 10 et 15 à Kayes, Koulikouro, Ségou et Mopti • Entre 2 et 5 à Gao, Kidal et Tombouctou	
Cliniques	49	21	70
		• Entre 3 et 5 à Kayes, Koulikouro, Ségou et Mopti • Entre 0 et 1 à Gao, Kidal et Tombouctou	

Source : Analyses BCG.

Une telle répartition des structures sanitaires représente :

- *Pour les cabinets* : un cabinet pour 7 700 habitants à Bamako, un cabinet pour 156 000 habitants à l'intérieur et un cabinet pour 52 000 habitants sur l'ensemble du Mali ;
- *Pour les cliniques* : une clinique pour 27 700 habitants à Bamako, une clinique pour 557 000 habitants à l'intérieur et une clinique pour 186 000 habitants sur l'ensemble du Mali.

Marché informel de la fourniture de soins médicaux et paramédicaux

Le secteur informel de la fourniture de soins touche les médecins comme les techniciens de la santé (infirmiers, sages-femmes). Il recouvre trois grands types de situation :

- Les jeunes médecins ou techniciens (supérieurs) de la santé en recherche d'activités en début de carrière, notamment à Bamako du fait de la concentration des professionnels de la santé ;
- Les infirmiers et sages-femmes à la retraite continuant à exercer leurs activités à domicile ou en se rendant à celui du patient ;
- Les personnes ayant reçu à titres divers une formation en matière de santé (anciens élèves des écoles de soins de santé non-diplômés, etc.) et offrant leurs services sans qualification officielle.

Dans les deux premières situations, l'activité informelle est essentiellement transitoire.

Qualité et équité des services fournis

S'agissant des mécanismes de régulation de la qualité des prestations des structures privées, celles-ci sont soumises :

- Aux contrôles de l'administration ;
- Au rôle d'autorégulation de la profession de l'ordre des médecins.

En raison de la faiblesse des moyens des organes de contrôle de l'administration et des difficultés de l'ordre à exercer son rôle disciplinaire, certains acteurs regrettent que les manquements aux exigences de qualité dans le secteur privé ne soient pas toujours sanctionnés. On notera à cet égard que le développement de la responsabilité médicale et le sentiment des professionnels de la santé vis-à-vis d'une augmentation des actions en justice intentées aux personnels soignants sont perçus comme une incitation supplémentaire à se conformer aux normes de qualité.

Par ailleurs, la mise en place concrète de l'assurance maladie obligatoire (AMO) devrait permettre d'exercer une nouvelle incitation à l'amélioration de la qualité pour les établissements qui seront accrédités. De ce point de vue, tout en tenant compte du besoin d'encadrer les tarifs des établissements, l'association des établissements privés à l'AMO prévue par les textes législatifs contribuera à renforcer leurs exigences en termes de qualité.

Le prix des prestations du secteur privé commercial est supérieur en moyenne au prix officiel des structures publiques subventionnées (tableau 2.2).

Tableau 2.2 : Coût moyen et composition du coût des soins selon le type de prestataire

	Un tradi-praticien	Un CSCOM	Un membre de votre famille	Un soigneur ambulant	Un CSREF	Autres	Un hôpital	Un cabinet médical	Une clinique
Coût en M de F CFA	3,35	8,31	10,33	14,54	15,12	18,10	25,13	27,21	28,31
% Transport	1,0 %	20,9 %	1,4 %	4,4 %	11,57 %	9,7 %	15,8 %	23,3 %	7,17 %
% Médicament	48,1 %	68,7 %	52,0 %	83,2 %	76,87 %	62,9 %	70,0 %	57,3 %	69,53 %
% Consultation	50,9 %	9,4 %	46,6 %	12,4 %	10,60 %	27,4 %	14,2 %	19,5 %	23,30 %

Source : Enquête d'opinion auprès de 1 050 ménages maliens.

L'analyse en composantes principales de la perception des patients quant aux différents types de prestataires[6] (voir tableau 2.3) indique que les cabinets et les cliniques sont jugés de meilleure qualité que les CSREF et les hôpitaux publics en termes de :

- Qualité des équipements ;
- Compétence du personnel ;
- Propreté des locaux ;
- Éthique du personnel.

Tableau 2.3 : Notes attribuées par les patients aux fournisseurs de soins sur les différents critères d'évaluation

	Tradi-praticien	Soigneur ambulant	Cabinet médical	CSCOM	CSREF	Clinique	Hôpital
Efficacité de la guérison	3,71	2,57	3,95	4,11	4,36	4,60	4,68
Distance appropriée	3,72	2,97	3,27	4,17	3,49	3,37	3,15
Prix consultation approprié	4,10	3,11	3,07	3,87	3,81	2,84	3,55
Prix ordonnance approprié	4,10	3,15	3,13	3,55	3,61	2,90	3,36
Disponibilité médicaments	3,90	2,97	3,10	3,70	3,91	3,58	4,04
Éthique du personnel	3,43	2,44	3,80	3,96	3,82	4,23	3,90
Qualité de l'équipement	2,77	2,28	3,64	3,25	3,80	4,37	4,43
Propreté des locaux	2,89	2,36	4,03	3,78	3,71	4,61	3,85
Compétence du personnel	3,69	2,48	3,90	3,96	4,24	4,37	4,47

Source : Enquête d'opinion auprès de 1 050 ménages maliens.

Formation des professionnels de la santé

La formation des professionnels de santé s'effectue à la fois dans le public et le privé.

Formation des médecins et pharmaciens

Les médecins et pharmaciens sont formés à la Faculté de médecine de pharmacie et d'odontostomatologie (FMPOS), structure publique relevant du Rectorat de Bamako. La création d'une deuxième faculté de médecine de Ségou est en cours d'étude.

Une faculté privée de médecine a été autorisée à démarrer ses activités, à Bamako, en juin 2009. Ses promoteurs, qui recherchent encore des financements pour créer un campus de 10-15 hectares (la médecine ne serait que la première discipline enseignée) indiquent souhaiter préparer à l'examen national une cinquantaine d'étudiants par an. Les frais d'inscription pourraient s'élever à deux millions de F CFA/an/élève contre 5 000 F CFA pour la FMPOS[7]. Il n'est pas prévu que cette école forme des pharmaciens.

La politique de formation des médecins sur la période 2005-2008 a favorisé une très forte augmentation des flux, passant alors de 100-150 par an à 300-400 par an (voir figure 2.5). L'instauration d'un *numerus clausus* permet de stabiliser les flux de formation annuels autour de 150 diplômés.

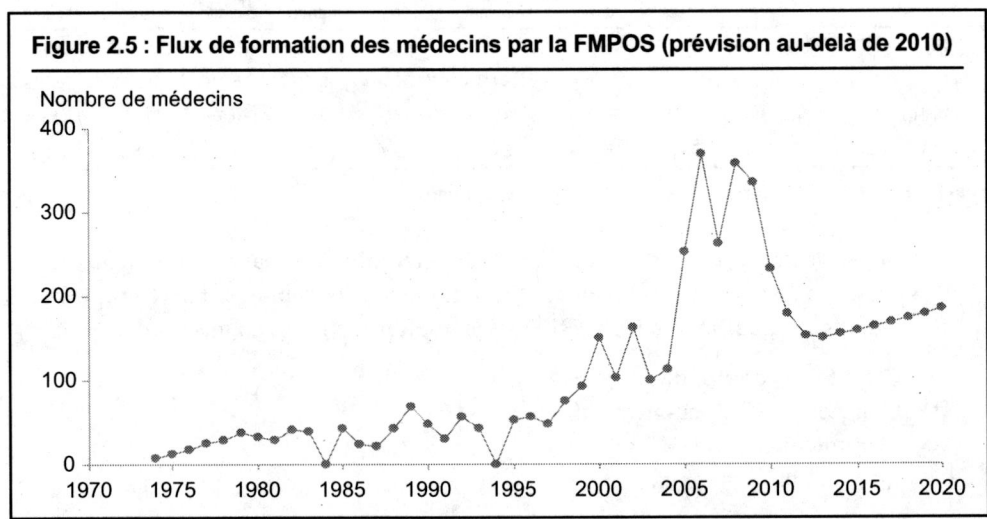

Figure 2.5 : Flux de formation des médecins par la FMPOS (prévision au-delà de 2010)

Sources : Analyses BCG ; CDRH ; FMPOS.
Note : Hypothèse de croissance des effectifs formés de 3 % à partir de 2014.

Formation des techniciens supérieurs de santé (TSS)[8] et des techniciens de santé (TS)[9]

Les TSS/TS sont formés au sein des structures publiques (Institut national de formation en science de la santé, né de la fusion en 2004 de l'ensemble des écoles publiques de formation) et des écoles privées de soins de santé.

Ces écoles privées, dont la première a été créée en 1995, ont vu leur nombre passer de six en 2004 à 41 en 2009. Une proportion de 46 % de ces écoles privées se situe à Bamako. En 2008, elles représentaient selon la DRH du ministère de la Santé :

- 53 % des candidats admis à la certification des TSS ;
- 95 % des candidats admis à la certification des TS.

Il n'existe pas de texte spécifique sur la création des écoles privées de soins de santé, dont la tutelle relève du ministère chargé de l'enseignement supérieur. Ces écoles doivent par conséquent remplir les seules conditions génériques posées par le décret 94-276/PRM pour tous les établissements privés d'enseignement (encadré 2.3). En outre, aux termes de l'article 11 du même décret, l'autorisation est accordée en l'absence de réponse de l'administration dans un délai de trois mois.

Encadré 2.3 : Pièces à fournir pour obtenir l'autorisation d'enseigner (article 4 du décret 94-276/PRM)

Pièces à fournir pour obtenir l'autorisation d'enseigner (article 4 du décret 94-276/PRM) :

A. Dossier de l'établissement :
1. Une note de présentation de l'établissement (but éducatif professionnel et social de l'établissement et son utilité dans le cadre de l'intérêt général du pays) ;
2. Un plan détaillé des locaux et des installations sanitaires, le tout agréé par le service de l'habitat ;
3. La nature de l'enseignement ou de la formation à dispenser dans l'établissement.

B. Dossier du déclarant :
1. Une copie d'acte de naissance ou toute autre pièce en tenant lieu ;
2. Un certificat de nationalité malienne ou étrangère ;
3. Un extrait du casier judiciaire datant de moins de trois mois ;
4. Une note biographique succincte indiquant les antécédents des cinq dernières années, les domiciles et professions successifs du déclarant ;
5. Pour les personnes morales, une copie certifiée conforme des statuts, de la déclaration de constitution et de l'autorisation légale d'installation au Mali de l'association, société, centrale syndicale, groupement ou congrégation que représente le déclarant ;
6. Cette pièce doit être accompagnée du procès-verbal de délibération du Conseil de direction ou d'administration de l'organisation mandatant le déclarant ;
7. S'il y a lieu, la preuve que le déclarant ou la personne morale qu'il représente a satisfait aux conditions d'établissement des étrangers au Mali.

Source: Les auteurs.

Médicament

Les secteurs privé et public jouent un rôle dans la distribution du médicament.

Répartition des rôles entre les filières publique et privée de distribution

Le système de distribution du médicament et des produits médicaux au Mali repose sur la coopération des deux filières :

- *La filière privée* : Environ 30 grossistes-répartiteurs et 363 officines pharmaceutiques.
- *La filière publique* : Un importateur/grossiste/répartiteur public : la PPM et des dépôts pharmaceutiques des structures publiques et communautaires (hôpitaux, CSREF, CSCOM).

Il convient également de signaler la présence de dépôts de pharmacie privés, points de vente au détail tenus par des non pharmaciens dans des zones où les officines ne sont pas installées.

La complémentarité entre les deux filières est assurée par la possibilité pour les grossistes privés de servir les structures publiques en cas de rupture de stock de la PPM et pour approvisionner les structures hospitalières en spécialités. On estime que 50 % des demandes des structures publiques sont couvertes par les grossistes privés (voir figure 2.6).

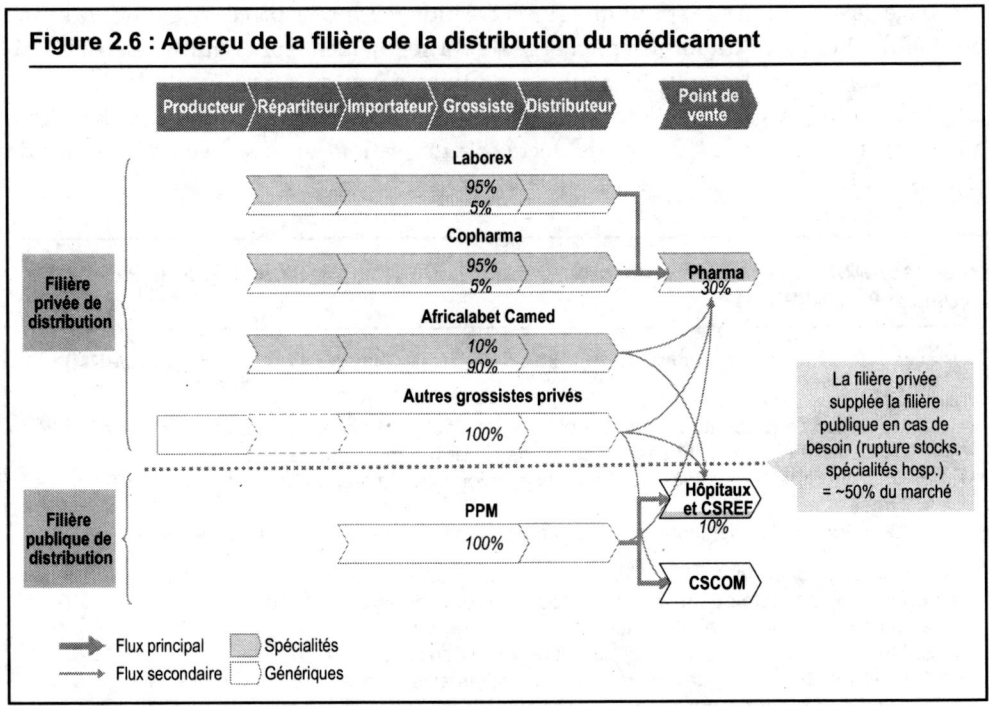

Figure 2.6 : Aperçu de la filière de la distribution du médicament

Source : Entretiens ; analyses BCG.

Répartition géographique des officines pharmaceutiques

Les officines sont concentrées dans les chefs-lieux de région et de cercles. Et 50 % d'entre elles se trouvent à Bamako (190 sur 363). Au-delà de ce constat de concentration sur Bamako, c'est l'ensemble des grandes villes du Mali (chefs-lieux de région) qui sont aujourd'hui saturées par rapport aux règles de zonage, c'est-à-dire du nombre minimal d'habitants nécessaire pour pouvoir obtenir une licence et s'installer (encadré 2.4). En témoigne l'existence d'une liste d'attente dans l'ensemble des régions (voir figure 2.7).

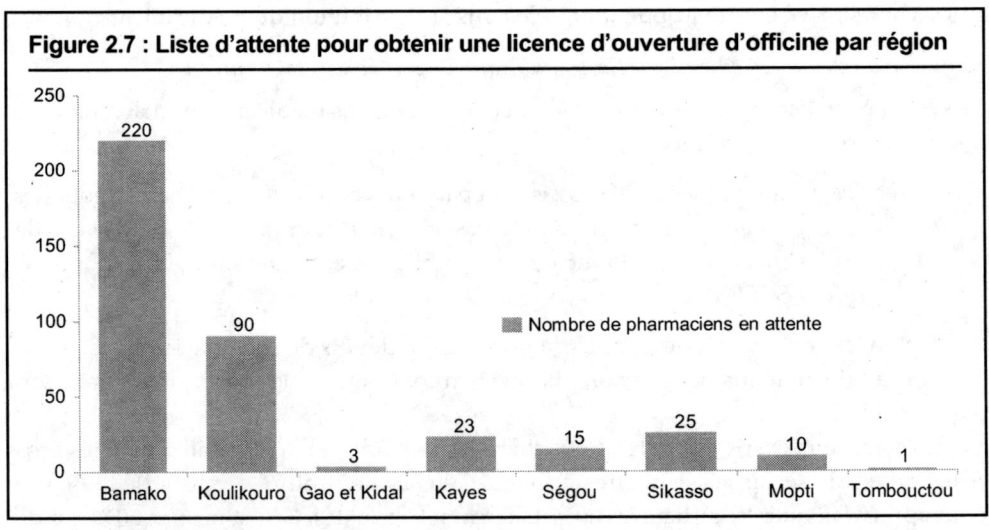

Figure 2.7 : Liste d'attente pour obtenir une licence d'ouverture d'officine par région

Sources : CNOP ; INSTAT ; analyse BCG.

Encadré 2.4 : Les règles de zonage régissant l'ouverture de pharmacies

---

L'Arrêté 98-0908 MSPAS SG, en son article 1er fixe le nombre d'habitants requis pour l'ouverture d'une officine ou d'un dépôt

Le nombre d'habitants requis pour l'ouverture d'une officine de pharmacie ou d'un dépôt de produits pharmaceutiques est fixé comme suit :

- un établissement pour 7 500 habitants dans les agglomérations de 100 000 à 500 000 habitants ;
- un établissement pour 6 500 habitants dans les agglomérations de 10 000 à 99 999 habitants ;
- un établissement pour 5 500 habitants dans les agglomérations de moins de 10 000 habitants.

Taille du marché des médicaments

Le chiffre d'affaires des grossistes publics et privés représente 45 milliards de F CFA au prix de cession. Les acteurs privés, dominés par Laborex et Copharma, essentiellement présents pour le médicament de spécialité, représentent 80 % du marché. Les deux autres principaux grossistes, Africalab et Camed, se concentrent sur les médicaments génériques (voir figure 2.8).

Figure 2.8 : Répartition du CA au prix des cessions des grossistes privés et publics (en Mds F CFA)

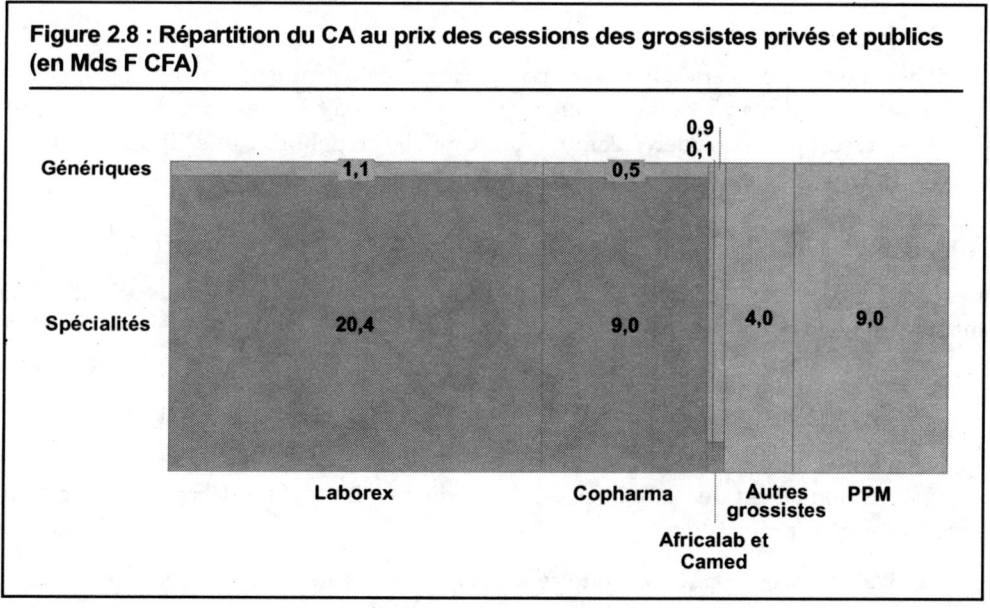

Source :Outtara et al. 2004 ; entretiens avec les acteurs de la distribution ; analyses et modélisation BCG.
Note : Hypothèses : Estimation des CA au prix de cession des principaux acteurs - Coefficient multiplicateur de 1.20 appliqué par tous les grossistes à partir du CA prix de revient (spécialités et génériques confondus) ; chiffres 2008.

La structure du prix du médicament est en principe libre, mais résulte d'une concertation entre les acteurs suite à la dévaluation du F CFA en 1994.

Vente illicite de médicaments

Le médicament par terre se développe depuis les années 90. Le médicament par terre était estimé en 2008 à environ 15 % de la consommation de médicaments modernes, soit environ dix milliards de F CFA.

Ce marché privé illicite est présent sur l'ensemble du territoire et concerne toutes les catégories de médicaments : les spécialités et génériques ; les médicaments avec ou sans autorisation de mise sur le marché et les médicaments authentiques ou contrefaits (PRSAO 2008 ; entretiens). Ce marché prospère car il facilite l'accès aux médicaments à des prix moins élevés. Ce marché illicite contribue à l'accessibilité financière des médicaments.

Le médicament par terre bénéficie de complicités. Commerçants, fonctionnaires, professionnels de la santé et personnalités influentes jouent un rôle plus ou moins actif dans cette activité. Les acteurs de la filière pharmaceutique, publique comme privée, participent parfois à ce marché illicite : officine s'approvisionnant auprès du médicament par terre ou écoulant leurs stocks et grossistes sans activité officielle connue (plus de la moitié des ~30 grossistes actuels) suspectés de participer à l'approvisionnement du médicament par terre.

En effet, les conditions actuelles d'obtention de licence de grossiste ne sont pas respectées (stocks suffisants pour couvrir la consommation mensuelle des officines qu'ils desservent ; stocks représentant les 2/3 des produits ayant reçu une AMM ; pouvoir livrer les officines de leur clientèle en 72 h).

Production de médicaments

En dehors des herboristeries, il n'existe pas de capacité de production nationale. L'Usine malienne de produits pharmaceutiques (UMPP) a en effet vu ses capacités fortement réduites et n'est plus considérée comme fonctionnelle en dehors d'une faible activité de produits médicaux (sérum).

Couverture maladie

Les objectifs fixés dans le Plan national d'extension de la protection sociale 2005-2009 en matière de sécurité sociale (AMO) et d'aide sociale (RAMED) sont de :

- Couvrir environ 13 % de la population par les régimes de sécurité sociale ;
- Couvrir environ 5 % de la population par le Fonds d'assistance médicale (personnes démunies).

La création de ces deux régimes est intervenue en 2009 et les décrets d'application sont en cours de préparation :

- L'assurance maladie obligatoire (AMO) couvrira 16 % de la population, essentiellement les salariés du secteur formel et les fonctionnaires ;
- Le régime d'assistance médicale (RAMED) est destiné aux indigents et devrait couvrir 5 % de la population.

Les financements mobilisés pour ces trois modalités de protection sociale (assurance, aide sociale, mutuelles) sont inégaux, le choix ayant été fait de développer dans un premier lieu l'AMO (voir figure 2.9).

Figure 2.9 : Financements 2005-2009 pour les différents programmes d'activités du Plan d'extension

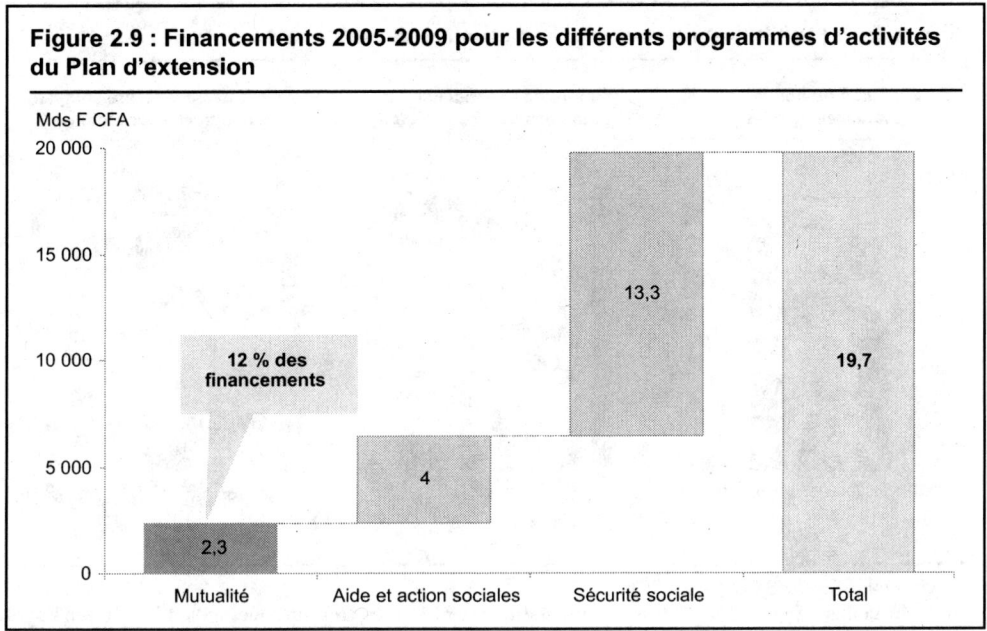

Source : Ministère du développement social 2009.

État des lieux des mutuelles existantes

Le Mali a mis en place un cadre juridique favorisant le développement des mutuelles :

- Loi n° 96-022 régissant les mutuelles ;
- Décrets 96-136 et 137 fixant les conditions de placement et de dépôt des fonds des mutuelles et établissant leurs statuts types.

Par ailleurs, le cadre institutionnel du mouvement mutualiste a été consolidé par la création en 1998 de l'UTM, structure faîtière assurant à la fois un rôle de représentation et de plaidoyer et un rôle de gestion centralisée pour le compte de certaines mutuelles qui lui sont affiliées.

Les objectifs fixés dans le Plan national d'extension de la protection sociale 2005-2009 s'agissant du mouvement mutualiste consistent à couvrir environ 3 % de la population par les régimes de la mutualité. Aujourd'hui, le taux de couverture avoisine les 2 %, soit pour 2008 selon le ministère du Développement social :

- 76 667 adhérents ;
- 244 028 bénéficiaires, dont ~70 % à Bamako.

En 2008, on recensait 121 mutuelles agréées (santé et prestations retraite/décès confondues, voir figure 2.10). En dehors des mutuelles de Bamako, où le nombre moyen de bénéficiaires par mutuelle atteint environ 45 000, ces organismes de mutualisation des risques ont une base moyenne de bénéficiaires comprise entre 800 et 1 800.

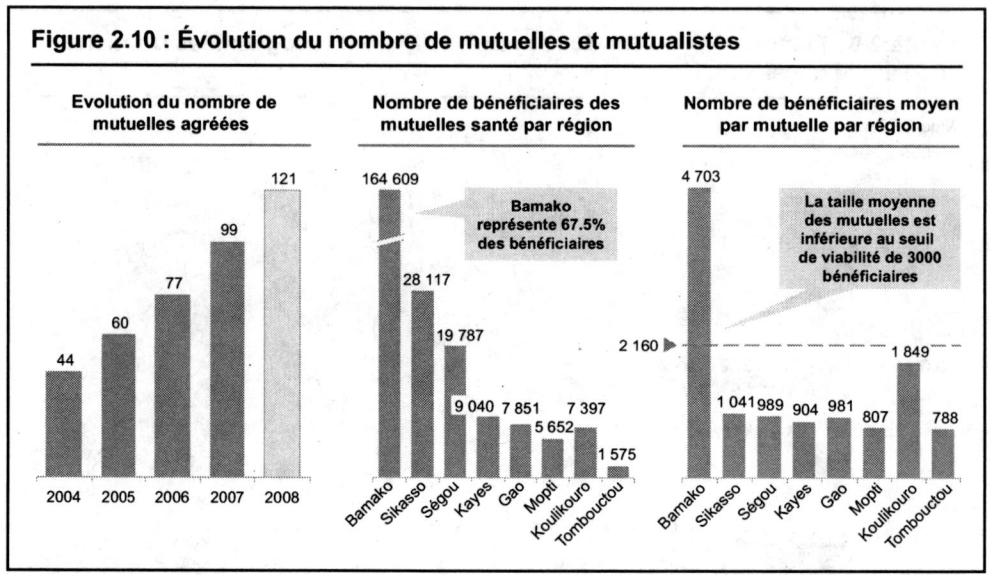

Figure 2.10 : Évolution du nombre de mutuelles et mutualistes

Sources : DNPSES, 2008 ; analyses BCG.
Note : Mutuelles agrées : santé et autres prestations confondues (retraite/décès), seuil communément estimé par l'UTM.

Parcours de soins

À partir d'une enquête d'opinion menée auprès de 1 050 ménages maliens, et en prenant comme niveau-cible de fréquentation des structures de soins un taux de consultation de 120 %[10], on constate (voir figure 2.11) :

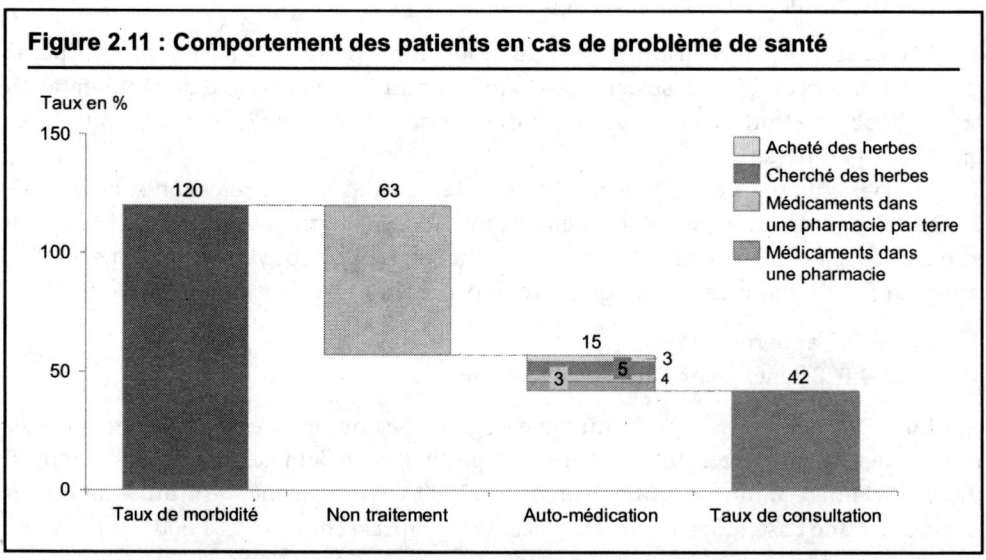

Figure 2.11 : Comportement des patients en cas de problème de santé

Source : Enquête réalisée auprès de 1 050 ménages maliens - 2009 ; analyses BCG.
Note : Le taux de consultation intègre les CPN - contribution évaluée à 8 %. Hypothèses : Niveau cible = une consultation par épisode morbide, soit un taux de consultation de 120 % - L'écart devrait être encore plus important dans l'hypothèse où un cas de morbidité génère plus d'une consultation.

- Que le taux de renoncement aux soins est de 63 % (ce qui recouvre les situations dans lesquelles le patient estime que son état ne justifie pas de se soigner et les situations dans lesquelles il n'est pas en mesure de se soigner, pour des raisons financières ou autres) ;
- Que le taux d'automédication est de 15 % (8 % pour le recours aux herbes, 7 % pour le recours aux médicaments modernes) ;
- Que le taux de recours à des conseils est de 42 % (41 % pour le recours aux structures conventionnelles, hypothèse de 1 % pour le recours aux tradi-praticiens)[11].

La même enquête permet de retracer l'itinéraire thérapeutique des patients cherchant des conseils pour se soigner (voir figure 2.12) :

- Les tradi-praticiens représentent une part faible des recours (3 % des 1er recours et 13 % des 2e recours) et semblent sous-déclarés par les populations ;
- Le CSCOM est la structure la plus souvent fréquentée au moment du 1er recours avec 58 % (81 % en zone rurale contre 40 % en zone urbaine) ;
- Le recours aux structures privées commerciales augmente entre le 1er et le 2e recours : de 3 % à 5 % pour un cabinet médical et de 7 % à 17 % pour une clinique.

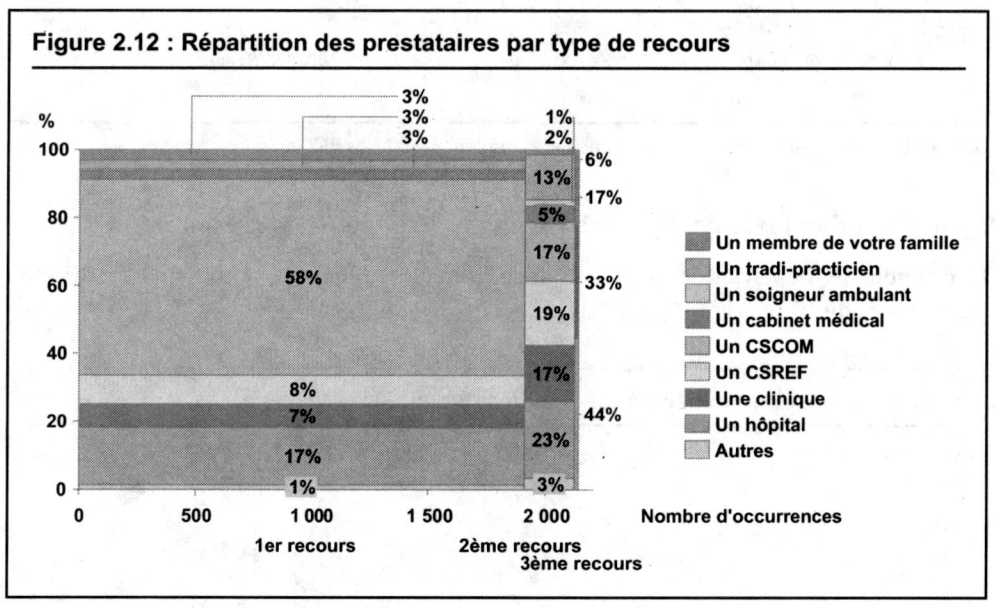

Figure 2.12 : Répartition des prestataires par type de recours

Sources : Enquête réalisée auprès de 1 050 ménages maliens 2009 ; analyses BCG.

En décomposant les parcours de soins selon les revenus des ménages, on constate que le recours aux CSCOM et aux cliniques est lié aux capacités financières des patients :

- Taux de recours aux CSCOM de 63 % pour les ménages ayant un revenu annuel inférieur à 500 000 F CFA contre 30 % pour les ménages ayant des revenus annuels de plus de trois millions de F CFA ;
- Taux de recours aux cliniques de 5 % pour les ménages ayant un revenu annuel inférieur à 500 000 F CFA contre 35 % pour les ménages ayant des revenus annuels de plus de trois millions de F CFA.

On constate que l'ensemble de la population, y compris les plus pauvres, a recours à des acteurs du secteur privé dans ses différentes composantes [CSCOM pour les populations pauvres, cliniques pour les populations riches] (voir figure 2.13).

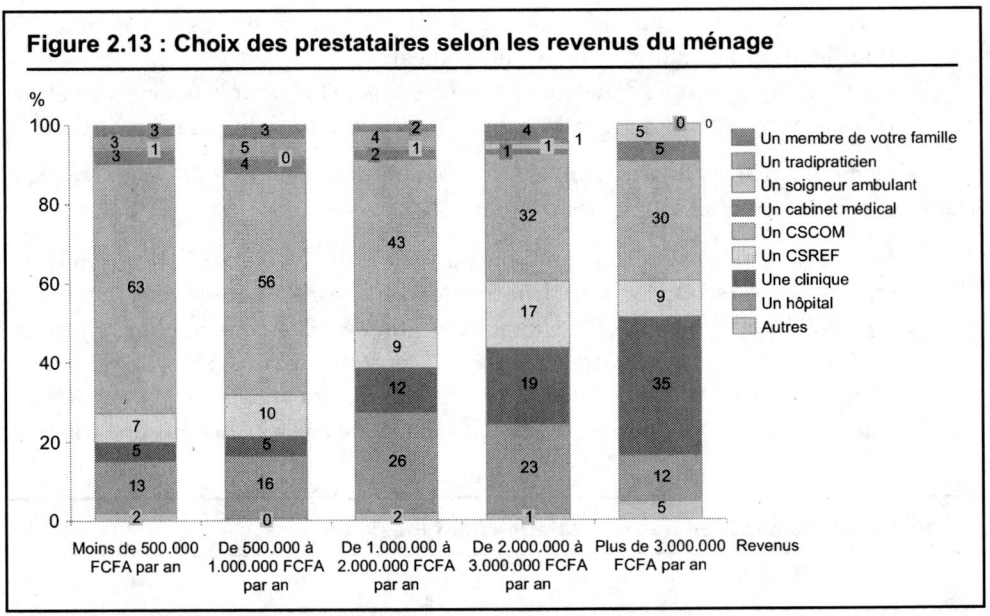

Source : Enquête réalisée auprès de 1050 ménages maliens ; analyses BCG.

Synthèse : Éléments de dimensionnement du secteur de la santé

L'ensemble des dépenses de santé au niveau du pays connaît une augmentation sensible depuis près de 15 ans (voir figure 2.14).

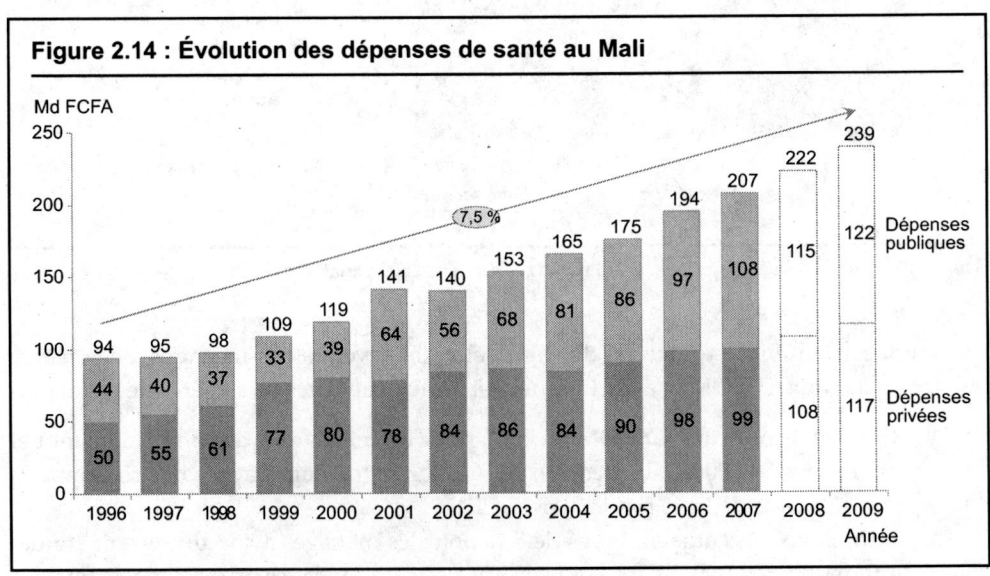

Sources : Rapport OMS, Comptes nationaux de la Santé, Mali - http://www.who.int/nha/country/mli/en/ ; Projections BCG sur 2008 et 2009.

Sur l'ensemble des dépenses de santé de l'ensemble du système (incluant l'ensemble des fonctions de support), près de 50 % des dépenses sont effectuées par les particuliers (environ 108 milliards de F CFA en 2008). Le tableau 2.4 détaille ces dépenses par type.

Tableau 2.4 : Ventilation des dépenses de santé au Mali, 2008

Entité/type de dépense	Montant 2008 en Mds de F CFA	Commentaires
Médicaments	70	Sur la base de l'analyse de la chaîne de valeur de la pharmacie, en prenant en compte le médicament par terre : 45 Mds de F CFA en prix de cession des grossistes avec une marge brute détaillant privé/public de 30 % en moyenne et des dépenses liées au médicament par terre de l'ordre de 15 % du total.
CSCOM (hors médicaments)	15	Sur un chiffre d'affaires estimé de ~30 Mds de F CFA en incluant les médicaments, avec des subventions (y compris personnels mis à disposition) estimées à 23 Mds de F CFA.
CSREF	0,4	Sur les 59 CSREF, 400 000 consultations annuelles en 2008 tarifées en moyenne 1 000 F CFA.
Hôpitaux	4	Environ 675 000 consultations annuelles tarifées en moyenne 6 000 F CFA.
Cabinets	7	Sur les 250 cabinets enregistrés, une estimation d'environ 900 000 consultations tarifées ~7 800 F CFA en moyenne.
Cliniques	8	Environ 500 000 consultations annuelles pour 70 établissements avec un prix moyen de l'ordre de 16 000 F CFA.
Non expliqué	4	

Source : Études primaires BCG ; entretiens ; consolidation de sources (SLIS, annuaire des hôpitaux, fichiers Bilan C).

Rapportées à la population, elles correspondent à des dépenses moyennes annuelles de l'ordre de 8 000 F CFA par personne, dont près de 65 % sont consacrés aux médicaments.

Note : Les dépenses liées à l'achat de produits traditionnels ou les consultations relatives ne sont pas intégrées dans les chiffres présentés plus haut. Leur caractère informel et potentiellement non monétaire (i.e. avec compensation en nature) rend en effet leur estimation difficile.

Le secteur privé représente 50 % ou plus de l'offre des différentes filières :

- Pour la filière de délivrance de soins : 80 % des consultations curatives dans le privé et 50 % des médecins dans le secteur privé ;
- Pour la filière pharmaceutique : 80 % du CA au prix de cession est réalisé par des acteurs dans le privé et 50 % des besoins des structures publiques sont couvert par les grossistes privés ;
- Pour la filière formation : environ 50 % des admis aux examens TSS sont formés par des écoles privées et environ 90 % des admis aux examens TS sont formés dans le privé ;
- Pour la filière assurance santé : toutes les mutuelles sont des structures privées.

3. Gouvernance, régulation et environnement des affaires

La présente section concerne le rôle du secteur privé dans la gouvernance du système de santé, la réglementation du secteur privé et l'environnement des affaires.

Association du secteur privé à la gouvernance du système de santé

En dépit du rôle de plus en plus important qu'il y joue, le secteur privé, dans des proportions variables selon ses composantes (secteur privé communautaire et associatif vs. secteur privé commercial et traditionnel) est mal intégré aux enceintes de pilotage du système des soins de santé.

Perception de la légitimité du secteur privé

Comme indiqué dans la partie 2.1 consacrée à l'historique, le secteur privé est le fruit d'un choix sous contrainte et d'un renoncement de l'État à rester l'opérateur unique de la santé au Mali. Les circonstances de sa création pèsent encore aujourd'hui dans les représentations collectives sur la légitimité du secteur privé. À cela s'ajoute le fait que dans un secteur social comme celui de la santé, le secteur privé commercial est souvent perçu comme motivé par le profit au détriment de la santé des populations et des considérations d'intérêt général. Le secteur public serait au contraire plus sensible aux considérations d'équité et d'accès des plus démunis aux soins.

Enfin, dans un secteur symboliquement dominé par la profession médicale et, comme dans de très nombreux pays, par une forme de «mandarinat», le prestige et l'autorité intellectuelle des professeurs de médecine du secteur public, enseignants de la FMPOS et chefs de service des hôpitaux de 3e référence, alimentent un complexe de supériorité au sein du secteur public. Ce phénomène est d'autant plus sensible que pour une partie des médecins du secteur privé, le renoncement à la fonction publique est le fruit d'un échec aux concours administratifs.

Intégration du secteur privé aux organes nationaux de suivi du PRODESS

Ainsi que précédemment, les organes de suivi du PRODESS constituent le cadre privilégié de conception et de programmation stratégique de la politique de santé.

Le secteur privé commercial, contrairement au secteur privé associatif (GPSP) et à la société civile (UTM), n'est pas représenté dans les organes nationaux de suivi, le comité de suivi et le comité technique.

En revanche, « un représentant des structures sanitaires privées et confessionnelles » figure aux côtés « des représentants des ONG des secteurs de la santé et de l'action sociale » et du représentant de la Fédération régionale/locale de santé communautaire au sein des organes régionaux et locaux de suivi du PRODESS :

- Comité régional d'orientation, de coordination et d'évaluation du PRODESS (CROCEP) ;
- Conseil de gestion.

Encadré 3.1 : Décret n° 01-115/PM-RM du 27 février 2001 portant création des organes d'orientation, de coordination et d'évaluation du Programme de développement sanitaire et social (extraits)

Décret n° 01-115/PM-RM du 27 février 2001 portant création des organes d'orientation, de coordination et d'évaluation du Programme de développement sanitaire et social (extraits) :

Article 3 : Le Comité de suivi est composé comme suit :

Présidents : Les ministres chargés de la santé et du développement social ;
- 1er Vice-président : Un représentant des partenaires de développement ;
- 2e Vice-président : Un représentant de la société civile ;

Membre
- le représentant du ministre chargé des finances ;
- le représentant du ministre chargé des affaires étrangères ;
- le représentant du ministre chargé de l'éducation ;
- le représentant du ministre chargé de la promotion de la femme, de l'enfant et de la famille ;
- le représentant du ministre chargé de l'administration territoriale ;
- le représentant du ministre chargé de l'environnement ;
- le représentant du ministre chargé de l'énergie ;
- le représentant du ministre chargé de la jeunesse ;
- le représentant du ministre chargé de la communication ;
- les Directeurs des services centraux des ministères chargés de la santé et du développement social ;
- le Directeur général de l'Usine malienne de produits pharmaceutiques ;
- le Directeur général de la Pharmacie populaire du Mali ;
- les représentants des partenaires de développement ;
- un représentant du Groupe «Pivot santé population » ;
- un représentant de la Fédération malienne des associations de personnes handicapées ;
- un représentant du Conseil national des personnes âgées ;
- un représentant par ordre professionnel de la santé ;
- un représentant par syndicat ;
- le coordinateur national de réadaptation à base communautaire ;
- le représentant de l'Union technique des mutualités.

Article 4 : Le Comité peut faire appel à toute personne en raison de ses compétences particulières.

Institutionnalisation du dialogue entre l'administration et le secteur privé

Les occasions de dialogue entre le secteur privé et le secteur public sont essentiellement informelles :

- Colloques, séminaires, formations ;
- Échanges au sein des ordres, qui regroupent la profession dans son ensemble.

Sans qu'il s'agisse explicitement d'un référent unique pour le secteur privé, il convient également de souligner que la division de la DNS en charge de la contractualisation et des partenariats public/privé (DESR) est progressivement renforcée depuis 2006.

Structuration du secteur privé

Le secteur privé est organisé autour des ordres professionnels, des syndicats, des unions de syndicat et des associations. »

LES ORDRES PROFESSIONNELS

Les trois ordres professionnels regroupent les professions de santé dans leur ensemble et ont été créés par la loi en 1986 pour servir de cadre à l'autorégulation de professions sanitaires soustraites en partie, du fait de la libéralisation, à l'autorité hiérarchique du ministère de la Santé :

- Ordre des médecins ;
- Ordre des pharmaciens ;
- Ordre des sages-femmes[12].

Les structures ordinales n'ont aucun rôle de représentation et de défense des intérêts du secteur privé, même lorsque leurs membres opèrent en majorité en dehors de la fonction publique (pharmaciens).

GROUPES D'INTÉRÊT : UNION DE SYNDICAT, FÉDÉRATIONS DE SYNDICATS

Pour exercer ce rôle de plaidoyer, une partie du secteur privé est organisé autour d'une association faîtière ou d'une fédération :

- Le secteur privé communautaire est regroupé au sein de la FENASCOM ;
- Le secteur privé associatif est regroupé au sein du Groupe pivot Santé population ;
- Le secteur privé traditionnel est regroupé au sein de la FEMATH ;
- Les mutuelles sont, pour la majorité, représentées par l'UTM.

Le secteur privé commercial est quant à lui représenté par une variété d'organisations catégorielles, parmi lesquelles :

- *Pour les médecins* :
  - Association des médecins libéraux du Mali ;
  - Association des médecins de campagne.
- *Pour les pharmaciens* :
  - Syndicat national des pharmaciens d'officine ;
  - Collectif des jeunes pharmaciens ;
  - Association des laboratoires d'analyses médicales.
- *Pour les paramédicaux* (représentation de la profession davantage que des acteurs du secteur privé) :
  - Association des infirmiers ;
  - Association des sages-femmes.
- *Pour les écoles de soins de santé* :
  - Association des écoles privées de formation en soins de santé.

La représentativité de ces associations est plus ou moins établie. En l'absence de personnels permanents et en raison du caractère limité de leurs moyens matériels de fonctionnement, leur capacité à diffuser l'information auprès de leurs membres est mal assurée, et leur capacité d'influence auprès des pouvoirs publics reste faible. Ces constats sont également valables, dans une moindre mesure, pour les ordres professionnels. C'est en réponse à cette situation et suite aux engagements pris lors du séminaire d'août 2009, qu'un collectif des différentes associations du secteur privé lucratif et non lucratif est en cours de création.

Régulation du secteur privé : documents stratégiques et cadre normatif

S'il n'existe pas de document stratégique en tant que tel autour du secteur privé pris dans son ensemble, un certain nombre de textes régulent ce secteur.

Documents stratégiques

Il n'existe pas de document stratégique en tant que tel autour du secteur privé pris dans son ensemble. Celui-ci n'est mentionné que ponctuellement et sans perspective d'ensemble dans le PRODESS II. Cependant, plusieurs documents politiques sont en cours de préparation sur les voies et moyens d'une meilleure contribution du secteur privé aux objectifs de santé publique :

- Des travaux sont en cours depuis 2003, avec l'appui de l'Organisation mondiale de la santé (OMS) et de la Banque mondiale, relatifs à un guide de contractualisation entre secteurs public et privé ;
- Ces travaux ont abouti à l'élaboration en 2007 d'un document de politique de contractualisation dans le secteur socio-sanitaire.

Encadrement normatif

NB : Les textes mentionnés ci-dessous ne constituent pas un inventaire exhaustif des normes en vigueur.

Secteur privé commercial

Les principaux textes libéralisant les professions sanitaires ont été adoptés en 1985 et ses textes d'application entre 1989 et 1992[13] :

- Loi n° 85 41/AN-RM portant autorisation de l'exercice privé des professions sanitaires ;
- Arrêté n° 89-2728/MSP.AS/CAB fixant les délais de délivrance des autorisations de l'exercice à titre privé des professions socio-sanitaires ;
- Décret n° 91-106/P-RM portant organisation de l'exercice privé des professions sanitaires modifié par le décret n° 92-106/P-RM ;
- Arrêté n° 91-4319/MSP.AS.PF/CAB fixant les modalités d'organisation de l'exercice privé des professions médicales et paramédicales.

C'est la loi hospitalière qui organise la coopération entre les structures sanitaires privées et publiques et leur participation aux missions de service public :

- Loi n° 02-050 ANRM portant loi hospitalière.

TEXTES SPÉCIFIQUES AU SECTEUR PHARMACEUTIQUE[14] :

Les deux principaux documents encadrant le secteur pharmaceutique n'ont pas force obligatoire :

- Schéma directeur d'approvisionnement et de distribution des médicaments essentiels (SDAME) ;
- Politique pharmaceutique nationale du Mali.

Les règles de zonage sont définies par l'arrêté 98-0908 MSPAS SG (nombre d'habitants requis pour une officine ou un dépôt).

Les prix sont libres dans le secteur privé[15], à l'exception d'une liste de 107 médicaments essentiels, pour lesquels un plafond est fixé :

- Décret 07-087 : Réglementation prix médicaments essentiels dans le privé ;
- Décret 03-218 : Réglementation prix médicaments essentiels dans le public.

SECTEUR PRIVÉ COMMUNAUTAIRE[16]

Les textes encadrant la santé communautaire ont été adoptés en 1994 et 1995 et il n'existe pas de loi portant sur la santé communautaire.

- Arrêté interministériel n° 94-5092/MSSPA.MATS.MF fixant les conditions de création des CSCOM et les modalités de gestion des services socio-sanitaires de cercle, de commune, des CSCOM, modifié par l'arrêté interministériel n° 95-1262/MSSPA.MATS.MFC.

Environnement des affaires

L'accès au crédit, les impôts et l'obtention de permis de licences sont considérés comme des freins au développement du secteur privé dans la santé.

Accès au crédit

L'accès au crédit pose problème tant au niveau de l'offre que de la demande.

OFFRE DE CRÉDIT

Les banques estiment avoir, en raison du contexte macroéconomique, trop peu de ressources longues et les taux d'intérêt sont élevés (~12 % à 15 %). En outre, en raison de l'aversion au risque des établissements de crédit, les financements bancaires sont essentiellement des crédits à court terme et peu risqués (lignes de trésorerie pour les commerçants, etc.). De plus, les garanties exigées sont difficiles à réunir pour de jeunes médecins en cours d'installation (titres fonciers).

Enfin, il convient de mentionner que la qualité des dossiers présentés par les professionnels de la santé en l'absence de formation en gestion est globalement jugée insuffisante par les établissements financiers. Les établissements bancaires ne prêtent donc aux professionnels de la santé que de façon sporadique, et encore plus rarement pour couvrir les besoins d'installation. Lorsqu'ils acceptent d'accorder des prêts aux professionnels de la santé, les établissements de crédit indiquent toutefois que ces contreparties sont de bonne qualité.

DemanDe De créDit

La culture du crédit n'est pas très développée et la demande de financements intermédiaires de la part des professionnels de la santé assez faible. Les jeunes professionnels de la santé en cours d'installation recourent par conséquent régulièrement, seuls ou en association pour les investissements les plus significatifs (cliniques, écoles), à des particuliers :

- Famille ;
- Investisseurs privés (professionnels de la santé ou non).

Paiement des impôts

S'agissant des impôts, le grief essentiel des professionnels de la santé tient à l'opacité des modalités de calcul. Les professionnels de la santé ignorent assez largement les avantages pour lesquels ils sont éligibles. Contestant les modalités de recouvrement des impôts, les professionnels du secteur privé commercial sont méfiants vis-à-vis de tout système de remontée d'information qu'ils soupçonnent d'alimenter les services du fisc. Cela explique en partie leur réticence à participer au système d'information sanitaire. Plus spécifiquement, les pharmaciens regrettent que leur taux d'imposition soit aligné sur celui des commerçants.

Agrément et licence

Les délais moyens[17] peuvent être estimés à trois mois en moyenne pour l'obtention de l'agrément, puis pour l'obtention de la licence (voir figure 3.1).

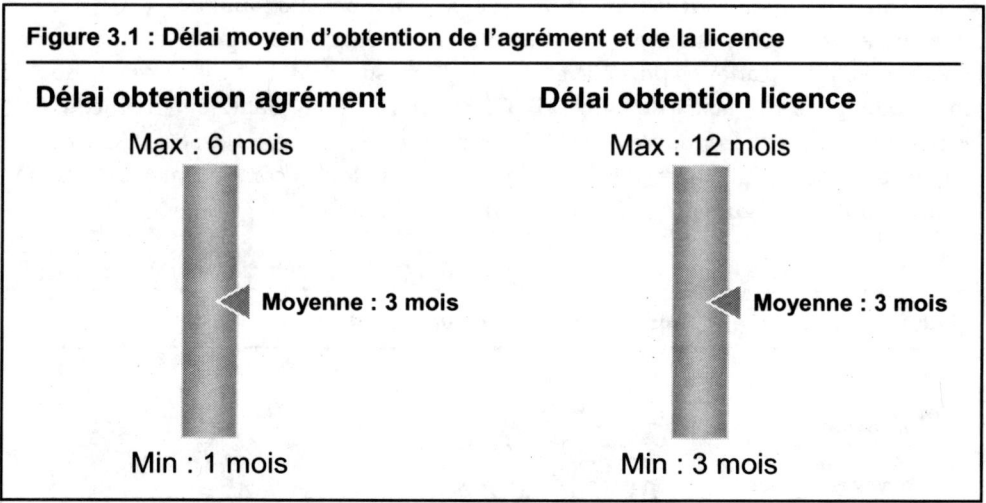

Figure 3.1 : Délai moyen d'obtention de l'agrément et de la licence

Délai obtention agrément
Max : 6 mois
Moyenne : 3 mois
Min : 1 mois

Délai obtention licence
Max : 12 mois
Moyenne : 3 mois
Min : 3 mois

Source : Analyse BCG.

Le recours au guichet unique de l'Agence de promotion des investissements (API), qui simplifierait la procédure en permettant un enregistrement simultané au Greffe du Tribunal de commerce et aux Impôts, reste rare (trois dossiers de cabinets médicaux depuis mai 2008) :

■ L'existence de l'API est mal connue du secteur de la santé, et notamment du secteur privé ;

■ Le rôle du guichet unique est mal compris des professionnels de la santé et des ordres professionnels qui craignent que cette procédure n'aboutisse à leur retirer la responsabilité de l'instruction des dossiers (contrôle de la satisfaction des critères techniques posés).

Les conditions posées à l'obtention d'une licence sont exigeantes pour les jeunes médecins. Toutefois, selon les indications des professionnels interrogés, l'agrément fait, *de facto* et en dépit des textes, office de licence temporaire aux yeux de l'administration. Parmi les conditions posées pour passer la visite technique, le contrat de travail type (CDI) devant être conclu avec les collaborateurs est perçu comme trop rigide et comme une contrainte par les employeurs.

4. Analyse du système des soins de santé

Il est essentiel d'aborder l'analyse du système des soins de santé d'un point de vue systémique. En effet, les différentes facettes du système des soins de santé malien sont fortement interconnectées, le développement d'une de ses composantes entraînant celui des autres.

À titre d'illustration, le développement d'une couverture santé plus importante permet de découpler le paiement des soins de l'utilisation des services, ce qui entraîne mécaniquement une hausse de la fréquentation des établissements sanitaires, la barrière du paiement à l'acte précis étant levée. Cette hausse de fréquentation permet à son tour de générer un chiffre d'affaires plus élevé et donc d'investir dans des ressources de qualité (emploi de médecins, achat de matériel). Cette hausse de la qualité perçue incite alors les populations à adhérer davantage aux mécanismes de couverture santé. Cette boucle simple se retrouve de manière similaire entre l'ensemble des composantes du système comme l'illustre la figure 4.1.

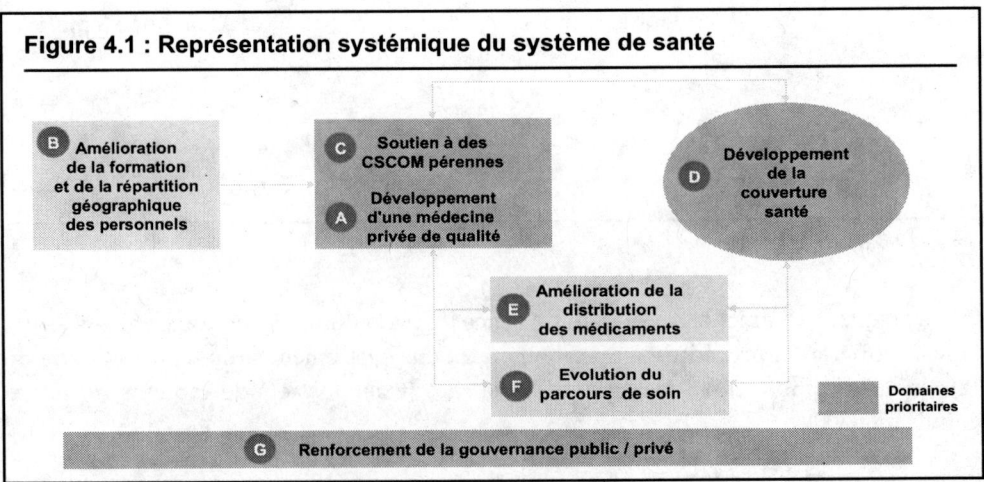

Figure 4.1 : Représentation systémique du système de santé

Source : Analyse BCG.

Au terme de l'analyse systémique, le renforcement de la santé communautaire et rurale et le développement des mutuelles apparaissent comme les dimensions les plus critiques pour améliorer l'état de santé des populations.

Médecine privée

La médecine privée est caractérisée par :

- Sa répartition inégale sur le territoire, qui aboutit à limiter la capacité d'absorption du marché et conduit certains acteurs en recherche d'activités à offrir des soins de moindre qualité ;
- Sa faible articulation avec le secteur public, qui freine son association aux missions de service public de formation et de vaccination et ne permet pas d'exploiter la complémentarité de structures sanitaires privées et publiques ;
- La remise en cause par certains acteurs privés des règles de catégorisation des établissements sanitaires qui pénaliseraient la contribution du secteur privé aux objectifs de santé publique ;
- L'absence d'accompagnement, à l'installation, de ses besoins en financement et en formation.

Une répartition géographique inégale avec des capacités d'absorption proches de la saturation à Bamako

Comme indiqué précédemment, on estime à 70 % la proportion de médecins privés installés à Bamako. Même en limitant le marché potentiel des structures privées commerciales à la population urbaine, cette répartition est déséquilibrée puisque Bamako ne représente que 40 % de la population urbaine. Ce phénomène présente deux types d'inconvénients :

- *Pour les zones en surcapacité (Bamako)* : les jeunes professionnels en recherche d'activités exercent, la plupart du temps pour une période transitoire, de façon relativement informelle (consultations à domicile, etc.) alors que les professionnels déjà installés voient leur nombre d'activités diminuer ;
- *Pour les zones en sous-capacité (villes régionales)* : les structures publiques sont engorgées alors qu'une partie des patients pourrait se diriger vers les structures privées, et l'absence ou la rareté des structures privées ne permet pas de créer une incitation à renforcer la qualité des structures publiques et privées existantes. En outre, les officines pharmaceutiques ne bénéficient pas des prescriptions en spécialités des médecins privés pour se développer.

De plus, la mauvaise répartition de la médecine privée limite la capacité d'absorption du marché. En retenant un niveau d'activité moyen minimum pour couvrir les coûts des cabinets (12 millions de F CFA/an) et cliniques (120 millions de F CFA/an) et en calculant la taille du marché pour chaque région (à partir de la population urbaine et d'une dépense annuelle moyenne par individu urbain), le nombre maximum de cabinets et cliniques pouvant atteindre le point mort a été évalué (voir figure 4.2). Il apparaît ainsi que Bamako est proche de la saturation et que le développement des structures privées passe par une meilleure répartition géographique.

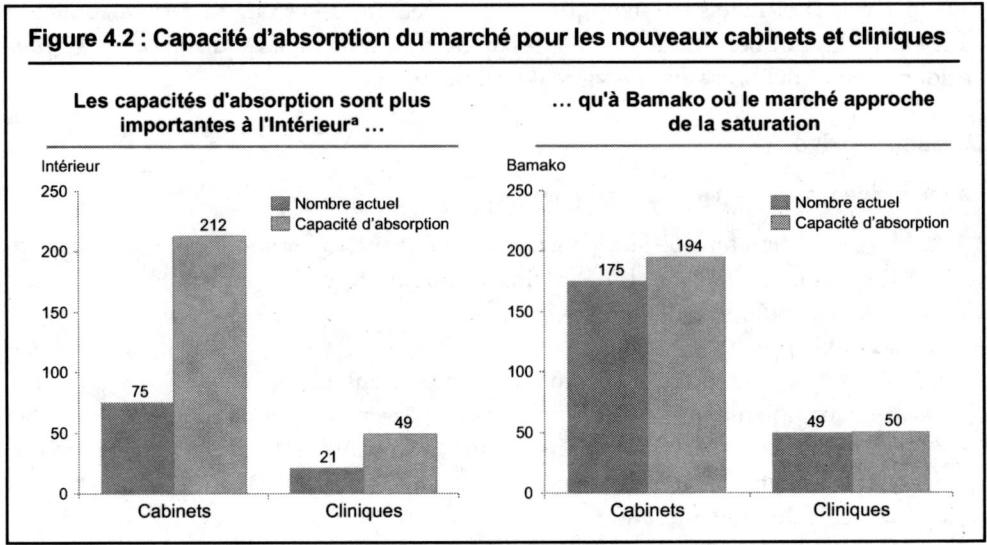

Figure 4.2 : Capacité d'absorption du marché pour les nouveaux cabinets et cliniques

Sources : Partie A : analyse BCG, données 2009 ; Partie B : DRH Min. Santé (données 2008) et analyses BCG. *Note* : Hypothèses : capacité d'absorption calculée à travers le ratio entre le CA potentiel des cabinets et cliniques par région (dépense moyenne par habitant urbain affectée d'un coefficient selon la zone de pauvreté - 0.6/0.8/1.3 x population urbaine de la région) et le point mort des cabinets (12 M F CFA de CA par an) et cliniques (80 M F CFA de CA par an).

Un manque d'articulation avec le secteur public

Les structures privées sont mal associées au secteur public, ce qui freine leur contribution à la réalisation des objectifs de santé publique.

- *Soins* : En l'absence de textes d'application de la loi hospitalière (n. 02-050 du 22 juillet 2002), il n'existe pas de cadre de participation du privé au service public hospitalier. On constate un manque de fluidité dans le référencement des malades entre le public et le privé, et l'absence d'un fonctionnement des structures de soins en réseau pour optimiser les compétences et le fonctionnement disponibles à l'échelle d'un territoire ;
- *Formation* : En dépit de l'autorisation donnée aux médecins privés d'enseigner en tant que vacataires, le sentiment dominant au sein du secteur privé est celui de l'opacité des critères de sélection des enseignants. Les médecins privés ne sont pas autorisés à diriger des thèses ni à accueillir dans les structures privées des stagiaires de la faculté de médecine ;
- *Prévention* : Bien que plusieurs structures privées se disent volontaires, les CS-REF sont réticents à associer les médecins privés aux activités de routine et aux campagnes exceptionnelles de vaccination. Les structures publiques craignent en effet que les conditions nécessaires ne soient pas remplies (chaîne du froid, formation des vaccinateurs, volume minimum d'activités, etc.) et que le principe de gratuité ne soit pas observé.

UNE RÉFLEXION SUR LA CATÉGORISATION DES ÉTABLISSEMENTS SANITAIRES À ENGAGER

Les textes déterminant les catégories d'établissements privés médicaux et paramédicaux n'ont pas été révisés depuis 1991. Certaines de leurs dispositions pourraient par conséquent être imparfaitement adaptées au contexte actuel (développement du secteur privé, progrès des équipements et de la pratique médicale), en particulier s'agissant des actes autorisés et des infrastructures nécessaires dans les différentes catégories d'établissements privés.

Les cabinets médicaux privés regrettent notamment que la typologie actuelle qui distingue les établissements habilités à procéder à des actes ambulatoires/hospitaliers ne leur permette pas, sans justifier de capacités hôtelières :

- De procéder à des accouchements (situation d'autant plus mal comprise que l'amélioration de la santé maternelle et infantile est un objectif prioritaire et que de tels actes sont autorisés dans les CSCOM où la qualification du personnel est souvent moindre) ;
- De disposer de certains lits pour garder les patients en observation.

Des besoins de financement à l'installation non couverts

Les médecins privés ne disposent pas de mécanisme d'accompagnement pour financer leur installation (besoins estimés en moyenne à huit millions de F CFA pour les cabinets et 20 millions de F CFA pour les cliniques) et recourent rarement aux banques, par ailleurs très prudentes pour financer des structures en création. À défaut, ils recourent essentiellement à des financements sur fonds propres ou à l'emprunt auprès de leur famille ou de particuliers. Cette faible bancarisation présente plusieurs inconvénients :

- Les taux pratiqués par les particuliers sont parfois usuraires ;
- Les relations avec ces investisseurs offrent peu de sécurité juridique ;
- Le non recours aux banques lors de l'installation ne permet pas de nouer de relations de confiance pour les besoins de financement futurs ;
- Ces investisseurs n'exigent pas les critères de solidité financière (*business plan*) et de qualité demandés par les banques.

Les structures privées, après la phase d'installation, ne font qu'exceptionnellement part de difficultés à répondre à leurs besoins en financement. La rentabilité de la plupart d'entre elles leur permet de financer sur fonds propres leur développement.

DES BESOINS CLÉS DE FORMATION NON COUVERTS AU MOMENT DE L'INSTALLATION

Les médecins privés ont besoin au moment de l'installation dans des structures commerciales, c'est-à-dire dans les deux premières années, d'un certain nombre de compétences que l'enseignement de la FMPOS ne leur a pas permis d'acquérir :

- Création d'entreprise ;
- Recherche de financement ;
- Comptabilité ;
- Fiscalité ;
- Gestion des ressources humaines ;
- Système d'information.

De la même façon, la FMPOS ne prépare pas suffisamment les médecins privés désireux d'exercer en milieu rural à ses spécificités (pratique clinique avec plateau limité, habitudes de la population, etc.) : santé publique, gestion (comptabilité, fiscalité, gestion des ressources humaines).

Formation

La filière formation est caractérisée par la faiblesse des instruments de régulation des quantités de professionnels de la santé en formation initiale, l'inadéquation du mode de fixation de ces quantités et la qualité dégradée de la formation et son inadéquation avec les besoins des professionnels de la santé en installation dans le secteur privé ou en milieu rural.

Besoin de renforcement des outils de régulation des quantités de professionnels de la santé en formation initiale

Pour les médecins et les pharmaciens, c'est le *numerus clausus* instauré en fin de 1e année qui permet de réguler le nombre de diplômés. Toutefois, la création d'une école de médecine privée pourrait affaiblir l'efficacité de ce système de régulation si ses promoteurs décidaient d'augmenter la quantité d'étudiants formés (le *numérus clausus*, à ce stade, s'impose à la seule FMPOS).

Pour les TSS/TS :

- Il n'existe pas de contingentement de la quantité de personnes certifiées car l'IN-FSS organise un examen, pas un concours ;
- L'article 17 de la loi 94-032 permet aux écoles privées de délivrer leur propre diplôme (la plupart d'entre elles, pour l'heure, s'y refusent) ;
- Il n'existe pas de mécanisme de régulation du nombre de personnes préparant les examens, et ce nombre augmente au fur et à mesure de l'ouverture des écoles privées de formation et de la diminution du niveau général des élèves (seul l'IN-FSS organise, pour une partie de ses effectifs, un examen d'entrée). Or, la disproportion entre le nombre d'élèves ayant reçu une formation et le nombre d'élèves reçus à l'examen alimente un marché parallèle de personnels non diplômés en recherche d'activités.

Réforme nécessaire du mode de détermination des quantités de professionnels de la santé en formation initiale

L'efficacité des mécanismes de régulation du nombre de professionnels de la santé formés est indispensable car, au-delà du constat souvent dressé du manque de ressources humaines en santé, le marché ne peut absorber qu'une quantité limitée de nouveaux entrants. En effet, seul un volet de la population a les moyens financiers de recourir au secteur privé commercial (essentiellement la population urbaine), et ce marché potentiel ne peut permettre qu'à un nombre limité d'acteurs de générer suffisamment de revenus pour couvrir leurs coûts.

On constate ainsi qu'avec une demande de soins privés commerciaux constante, qui n'augmenterait qu'au rythme de la démographie, il deviendra difficile pour le marché d'absorber les cabinets et cliniques que souhaiteront créer les très nombreux médecins formés entre 2000 et 2010 (voir figure 4.3).

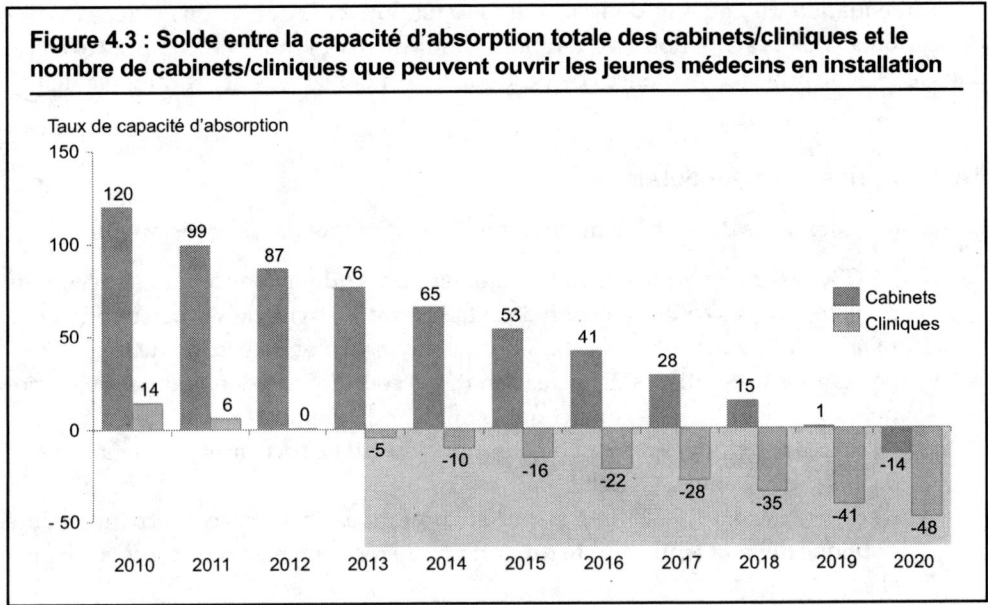

Figure 4.3 : Solde entre la capacité d'absorption totale des cabinets/cliniques et le nombre de cabinets/cliniques que peuvent ouvrir les jeunes médecins en installation

Source : DRH Min. Santé ; AMLM ; UTM ; analyses BCG.
Note : *Capacité d'absorption* = ratio entre le CA potentiel des cabinets et cliniques (dépense moyenne par habitant urbain x population urbaine) et le point mort des cabinets (12 M F CFA de CA par an) et cliniques (80 M F CFA de CA par an). Le nombre de jeunes médecins en installation est calculé à partir de la projection des flux de diplômés en médecine (+3 % à partir de 2013) rejoignant le secteur privé (50 embauches fonction publique/an) et s'installant dans des établissements privés (80 %) avec deux médecins/cabinet et cinq médecins/clinique.

À ce stade, les modes de détermination des quantités formées ne tiennent pas compte des capacités d'absorption du marché :

■ Les capacités de formation de la FMPOS (*numerus clausus*) sont déterminées en fonction des seules capacités d'encadrement (locaux, personnel enseignant) ;
■ Les capacités de formation des TSS/TS sont mal régulées en raison de l'absence de concours/*numerus clausus*.

Amélioration de la qualité et de l'adéquation de la formation aux besoins des professionnels de la santé

La qualité générale de la formation initiale souffre :

■ *Pour les médecins et pharmaciens*, de la saturation des capacités de formation de la FMPOS : environ 1 900 étudiants en 1e année de médecine/pharmacie pour une capacité de 800 ; environ 4 200 étudiants en médecine pour 1 000 lits hospitaliers à Bamako ;
■ *Pour les TSS/TS*, du développement incontrôlé des écoles de formation privées de faible qualité en raison d'un cadre réglementaire laxiste (absence de critères permettant de vérifier la réalité des capacités d'encadrement et du sérieux de la formation apportée).

L'adéquation du contenu de la formation aux nouvelles conditions d'exercice des professionnels de la santé doit être renforcée pour mieux prendre en compte l'exercice dans le secteur privé (compétences de gestion, etc.) et dans les zones rurales (santé publique, etc.).

Secteur privé communautaire

Une analyse des soins de santé communautaire aboutit à dresser les constats suivants :

- Le CSCOM moyen souffre non seulement de sa dépendance aux subventions pour couvrir ses coûts en raison de la faible productivité de ses personnels et de sa faible fréquentation mais aussi des faibles capacités de gestion de l'ASACO ;
- Les CSCOM sont placés dans des situations spécifiques selon leur bassin de population et leur taux de contact qu'il convient de prendre en compte ;
- Le succès des stratégies de médicalisation dépend de l'accompagnement des médecins s'installant en CSCOM ;
- L'écosystème des CSCOM est fragile et les grandes décisions concernant la santé publique doivent tenir compte du principe de recouvrement des coûts sur lequel elles reposent.

Portrait moyen d'un CSCOM

À partir d'une base de données regroupant les données transmises par chaque CSREF à l'échelon central, le portrait robot d'un CSCOM moyen a été dressé :

- *Personnel* : Trois agents à l'ouverture ;
- *Productivité du personnel*/an : 500 consultations ;
- *Coûts salariaux unitaires* : 800 000 F CFA/an ;
- *Coûts fixes* : 1 400 000 F CFA/an ;
- *Coûts variables* : 150 F CFA/patient ;
- *Recettes par patient* : 1 000 F CFA (hors médicaments) ;
- *Recettes par patient pour la pharmacie* : 1 200 F CFA (15 % de marge sur les médicaments) ;
- *Subventions* : un million de F CFA de subventions de fonctionnement – 1,6 million de F CFA sous forme de deux agents mis à disposition ;
- *Taux de contact* : 0,23/personne/an.

Ce CSCOM moyen est en déficit d'exploitation en raison du poids des coûts salariaux (faible productivité des agents) et ce sont les subventions qui lui permettent d'atteindre le point mort (voir figure 4.4).

Cette figure décrit :

- À travers les histogrammes, la répartition des CSCOM selon le nombre de consultations curatives effectuées (en lisant l'axe des ordonnées à droite) ;

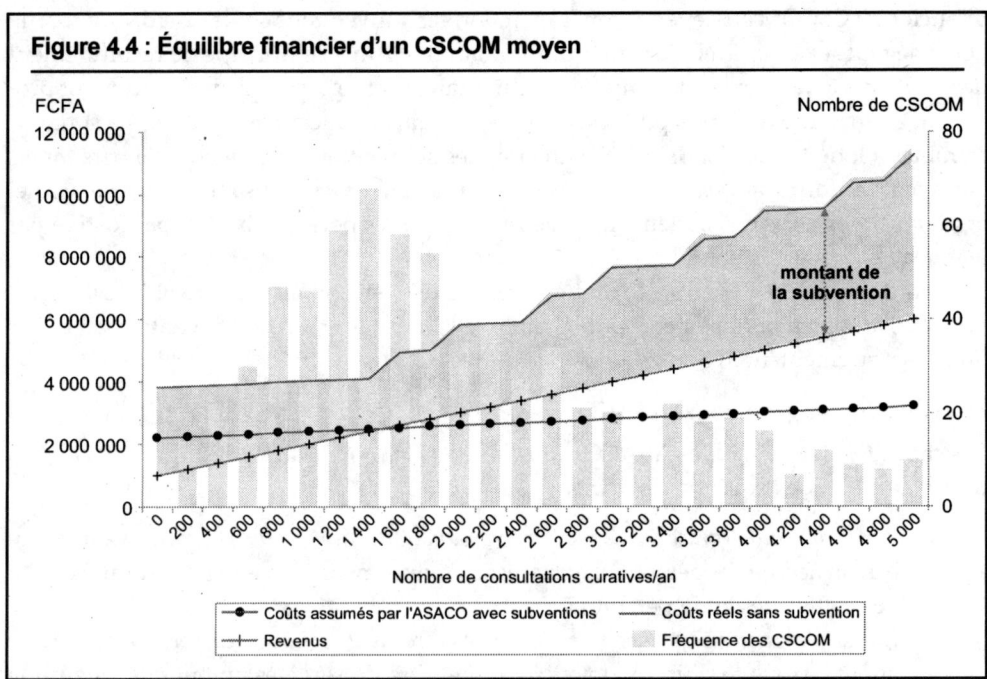

Figure 4.4 : Équilibre financier d'un CSCOM moyen

Source : Fichiers Bilan C 2008 DNS CPS ; entretiens ; analyses BCG.

- ■ L'évolution des recettes (exprimées en F CFA en lisant l'axe des ordonnées de gauche – courbe hachurée) est fonction du volume d'activités, c'est-à-dire du nombre de patients se rendant au CSCOM, et de la recette moyenne par patient ;
- ■ L'évolution des coûts réels (courbe en escalier) est stable dans un premier temps (coûts fixes) mais augmente chaque fois que le volume d'activité entraîne le rajout d'un personnel supplémentaire ; les coûts réels (c'est-à-dire sans subventions) augmentent plus vite que les revenus en raison de la faible productivité des personnels (une consultation supplémentaire coûte plus cher au CSCOM en salaires qu'elle ne lui rapporte et le point mort n'est jamais atteint) ;
- ■ L'évolution des coûts assumés par le CSCOM (courbe avec billes), c'est-à-dire les coûts restant à sa charge après subventions ; les personnels étant en partie pris en charge par des subventions dans le modèle, cette courbe est beaucoup plus plate car il s'agit de coûts fixes et du coût des consommables.

Cette dépendance aux subventions affaiblit les principes sur lesquels repose la santé communautaire. L'apport de subventions est justifié dans certaines proportions, compense les missions de service public qu'assume le CSCOM et fait partie du modèle économique des CSCOM (arrêté du 21 avril 1994 – art.25-2). Toutefois, lorsque l'équilibre financier du CSCOM en dépend trop largement, ces subventions soulèvent de nombreux effets négatifs et dénaturent la santé communautaire. Ainsi, le principe de recouvrement des coûts sur lequel repose la santé communautaire est fragilisé par un financement provenant en majorité de fonds publics. De plus, certains financements publics ne sont pas durables à long terme (fonds PPTE). En effet, les subventions sous forme de personnels entravent l'autorité de gestion des ASACO et ont un effet démobilisant pour le personnel et dissuasif vis-à-vis des patients lorsque l'apport de ces personnels n'est pas justifié par le niveau d'activités.

Un doublement de la productivité annuelle des personnels des CSCOM est nécessaire (1 000 consultations/agent) pour stabiliser le montant total de subventions et éviter qu'elles n'augmentent avec le volume d'activités.

Des capacités de gestion des ASACO à renforcer

Les capacités de gestion des ASACO sont clés dans la mobilisation des différents leviers de restauration de l'équilibre financier :

- *Baisse des coûts (grâce à une meilleure productivité du personnel)* : motivation et cohésion accrue du personnel, organisation du travail plus efficace, mutualisation des coûts fixes et de personnel ;
- *Hausse des revenus (grâce à une hausse de la fréquentation)* : diffusion d'une culture qualité, passage d'un modèle fixe à une offre de services ambulants, évolution de l'offre de soins et de la tarification, rehaussement du plateau technique.

Ces capacités de gestion sont structurellement faibles :

- Les membres des ASACO sont bénévoles et pas nécessairement qualifiés ;
- Les programmes de formation continue/professionnalisation sont peu développés ;
- Les moyens consacrés par les services déconcentrés de l'État à l'appui/conseil sont limités, et cette fonction est très axée sur le concept de viabilité à la création et non de pérennité dans l'exploitation ;
- En l'absence de mécanisme de faillite ou de mise sous tutelle, il n'existe pas de sanction à la mauvaise gestion.

Les capacités de gestion des ASACO sont affaiblies de surcroît par la politique de l'offre poursuivie par l'État et les collectivités territoriales (alors même que les CSCOM souffrent d'un déficit de demande), consistant à mettre du personnel à disposition :

- Plus d'un personnel sur deux des CSCOM n'est pas embauché par l'ASACO ;
- L'autorité de gestion des ASACO et du chef de centre est entravée par la multiplication de ces personnels relevant de différents statuts et de plusieurs lignes hiérarchiques.

Situations spécifiques

Cinq catégories de CSCOM peuvent être distinguées pour tenir compte des conditions intrinsèques très variées auxquelles les centres sont soumis (voir figure 4.5) :

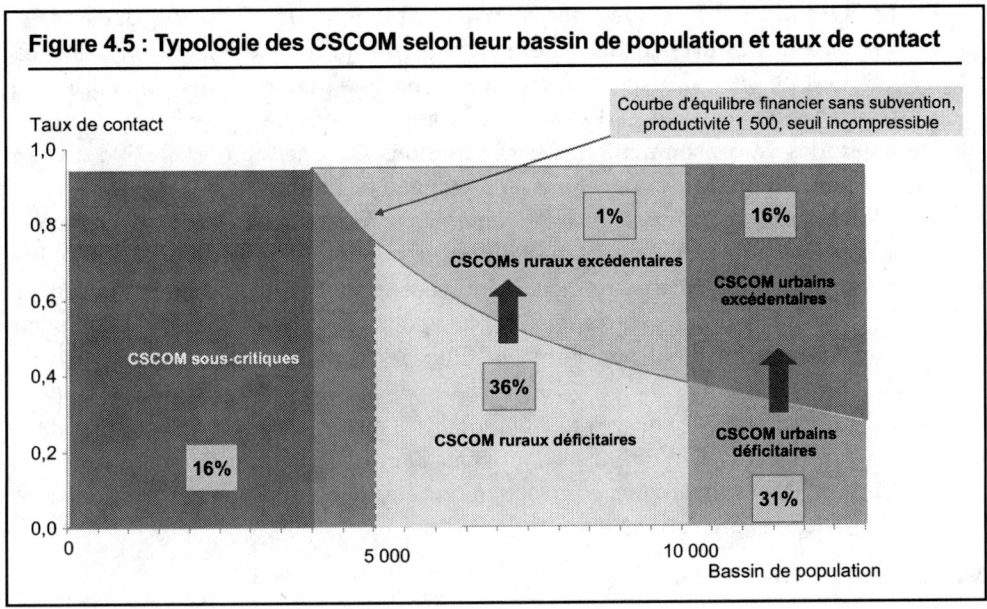

Figure 4.5 : Typologie des CSCOM selon leur bassin de population et taux de contact

Source : Fichiers Bilan C DNS CPS ; entretiens ; analyses BCG.

- *En fonction de leur pérennité financière* (parviennent-ils à atteindre le point mort, c'est-à-dire le volume d'activité minimum pour couvrir leurs coûts sans subventions et avec une productivité de 1 500 contacts/agent/an ?) ;
- *En fonction de leur bassin de population* (seuil de viabilité à 5 000 habitants ; seuil distinguant les zones urbaines et rurales à 10 000 habitants).

Chacune de ces catégories de CSCOM fait face à des problématiques spécifiques, appelant des réponses adaptées, notamment en termes de profil des subventions apportées :

- *CSCOM dont la population est trop faible (16 % du total)* : la population de l'aire est structurellement insuffisante pour générer les revenus nécessaires. Créés sans réunir les critères de viabilité, ces CSCOM doivent adapter leur modèle économique à la faible densité de l'aire et au facteur bloquant de la distance. Sous-critiqués, ils ont vocation à rester sous subventions importantes ;
- *CSCOM ruraux déficitaires sans subventions (36 % du total)* : réunissant les critères de viabilité, faiblement concurrencés par des structures modernes, ces CSCOM qui constituent la majeure partie des effectifs peuvent réduire de manière significative leur dépendance aux subventions. À conditions comparables, des CSCOM similaires mais plus performants sont parvenus à consolider leurs résultats. Les subventions versées à ces CSCOM ont vocation à diminuer au fur et à mesure et doivent être allouées à des mesures d'amélioration de la qualité des soins ;

- *CSCOM urbains déficitaires sans subventions (31 % du total)* : placés dans des situations qui pourraient leur permettre d'être autonomes financièrement, ces CSCOM ne parviennent pas à capter une part de marché suffisante. Fortement concurrencés, ces CSCOM doivent adapter leur offre à la concurrence et aux habitudes de consommation. Les subventions accordées à ces CSCOM doivent permettre d'investir pour rehausser le plateau technique ;
- *CSCOM urbains à l'équilibre sans subventions (16 % du total)* : ayant un niveau d'activité et une productivité qui leur permettent d'être proches de la rentabilité, voire autonomes financièrement, ils doivent continuer de s'adapter à la concurrence et devenir des centres d'excellence pour les autres CSCOM. Des subventions d'investissement peuvent se justifier par le maintien du niveau d'équipement ;
- *CSCOM ruraux à l'équilibre sans subventions (1 % du total)* : ils doivent maintenir leur situation mais n'ont pas les moyens d'appuyer significativement les autres CSCOM. Des subventions à l'entretien de l'équipement permettent de conserver la qualité des prestations.

Médicalisation des CSCOM

La médicalisation des CSCOM permet de renforcer les capacités de gestion de l'ASACO/CSCOM et d'augmenter le taux de contact et les recettes. À prix unitaire constant :

- Le rapport coût/qualité des soins s'améliore avec la médicalisation ;
- Un médecin peut réaliser des prestations génératrices de revenus (petite chirurgie, etc.) ;
- La présence d'un médecin contribue à rehausser le plateau technique et permet d'offrir des prestations plus complètes ;
- La médicalisation peut renforcer la notoriété d'un CSCOM au-delà de son aire de santé.

L'absence de relation statistique univoque constatée entre la présence d'un médecin et la fréquentation tient au fait que plusieurs conditions doivent être réunies pour que l'insertion du médecin au sein de l'ASACO/CSCOM se déroule correctement :

- Préparation des médecins à l'exercice en milieu rural ;
- Conditions financières et perspectives professionnelles attractives ;
- Qualité des relations avec l'ASACO ;
- Accompagnement et « socialisation » du médecin de campagne.

Conciliation du principe de recouvrement des coûts avec les programmes de santé publique

L'écosystème d'un CSCOM est fragile et plusieurs conditions doivent être respectées pour ne pas porter indirectement atteinte à sa pérennité financière :

- S'assurer de la compensation du manque à gagner lié à l'octroi de la gratuité pour certains soins et produits ;
- Concilier la centralité du CSCOM dans le réseau de soins et les programmes verticaux de lutte contre les maladies/pandémies ;

■ Préserver la compatibilité des activités (payantes) du CSCOM et des structures associatives/confessionnelles au sein de l'aire de soins.

Couverture maladie

Au rythme actuel de progression de la couverture mutualiste, environ 5 % de la population seraient couverts en 2015 (voir figure 4.6). Avec une progression linéaire aussi lente, un passage à l'échelle est donc nécessaire :

■ Les obstacles à ce passage à l'échelle sont bien identifiés ;

■ Il doit passer par une phase préalable d'expérimentation dans une ou deux régions pilotes ;

■ Une des options de passage à l'échelle consiste à créer 100 mutuelles par an pour répondre aux besoins de la population rurale à un coût abordable (300 F CFA/mois) ;

■ L'impact d'un tel déploiement des mutuelles serait très significatif pour le système des soins de santé (hausse du taux de contact et du volume d'activités des CSCOM) ;

■ Financièrement, un développement rapide de la couverture mutualiste entraîne aux différentes phases du déploiement des besoins d'ajustement que des mesures modestes permettent de contenir.

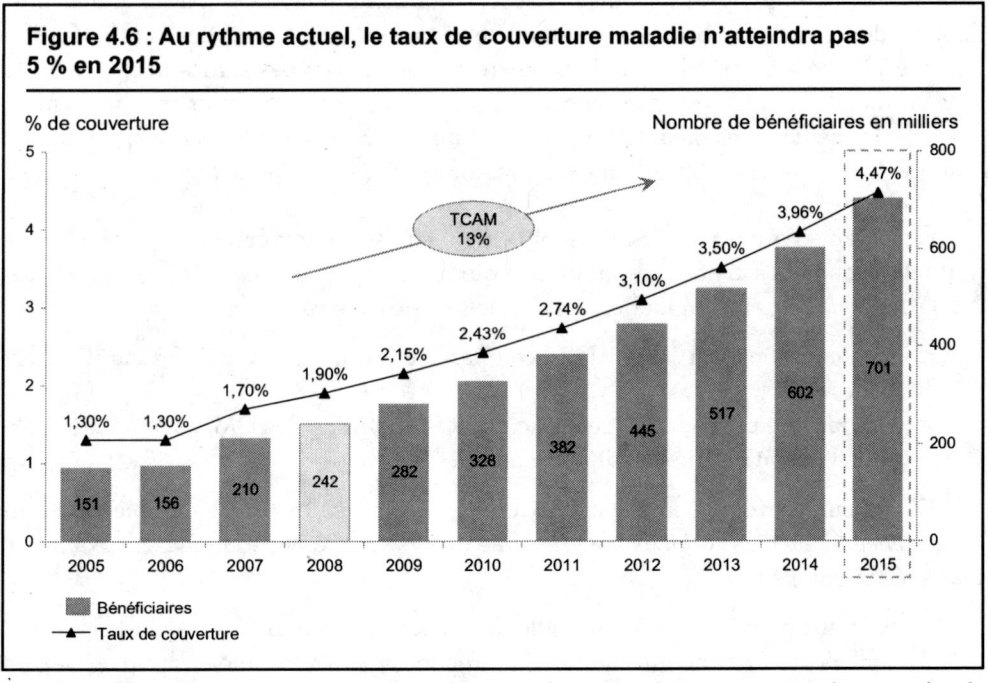

Figure 4.6 : Au rythme actuel, le taux de couverture maladie n'atteindra pas 5 % en 2015

Source : DNSI ; Ministère du Développement social, « La politique de protection sociale en matière de couverture maladie : état de mise en œuvre », 2009.
Note : Hypothèses – TCAM nombre de bénéficiaires de 13 % calculé à partir du TCAM constaté entre 2005 et 2008 pour les mutuelles existantes – TCAM de la population de 3 %.

Des obstacles au développement de la couverture maladie bien identifiés

On dénombre cinq grands obstacles au développement de la couverture maladie :

- *Mobilisation sociale* : difficultés à convaincre les populations de la pertinence d'une démarche de prévoyance ;
- *Capacité contributive et base des cotisants* : base d'adhérents souhaitable pour atteindre l'équilibre estimée à ~3 000 bénéficiaires, cotisations à mobiliser en pratique en zone rurale d'environ 3 000 F CFA par bénéficiaire et périodes de soudure pour les populations rurales dont les revenus sont saisonniers ;
- *Modèle commercial* : existence d'une période d'essai de trois mois pendant laquelle le paiement des primes n'ouvre pas droit aux prestations et absence d'incitations commerciales à adhérer au système ;
- *Qualité et comportement des fournisseurs de soins* : faiblesse de certains CSCOM, surfacturations pratiquées sur les mutualistes ;
- *Fonctionnement et gestion* : frais de gestion au-delà de l'équilibre technique et motivation et formation des agents des mutuelles.

Le passage à l'échelle requiert au préalable une phase d'expérimentation

Un passage à l'échelle immédiat, sans phase d'expérimentation, se heurte à deux grands obstacles : 1) Le mouvement mutualiste malien est trop faible aujourd'hui pour constituer une base de départ suffisante : expérience insuffisante des autorités administratives et de l'UTM pour gérer un système beaucoup plus étendu, faible préparation des fournisseurs de soins et sensibilisation incomplète de la population ; et 2) Les modalités d'un passage à l'échelle immédiat dans le contexte malien ne sont pas suffisamment définies et le corpus de bonnes pratiques encore trop peu étayé pour soutenir un changement d'échelle immédiat : Les modèles du Ghana et du Rwanda ne sont pas transposables en tant que tels, même s'ils offrent une démonstration des impacts positifs d'un passage à l'échelle[18].

Les paramètres d'un modèle de déploiement reposent sur la création de nombreuses mutuelles adaptées à la population rurale. Pour mieux apprécier les conditions de succès d'un passage à l'échelle, un modèle de mutuelle a été construit :

- Une cotisation par bénéficiaire comparable à celle des mutuelles rurales existantes : 300 F CFA ;
- Des taux de prise en charge attractifs : 99 % pour les CSCOM, 75 % pour les CSREF, l'hospitalisation et la pharmacie.

Un schéma de déploiement de ce modèle de mutuelle sur l'ensemble du territoire a ensuite été élaboré pour passer d'une analyse micro-économique à une analyse macro-économique :

- Sept ans pour créer une mutuelle dans chaque commune du Mali : le choix de cette échelle de mobilisation sociale répond à la nécessité de s'appuyer sur un espace de solidarité naturelle des populations aussi large que possible ;
- Un taux de pénétration important grâce à un schéma d'adhésion obligatoire qui ne permettra pas d'obtenir un taux de pénétration proche de 100 %, mais un meilleur taux que dans un modèle à adhésion volontaire (voir figure 4.7).

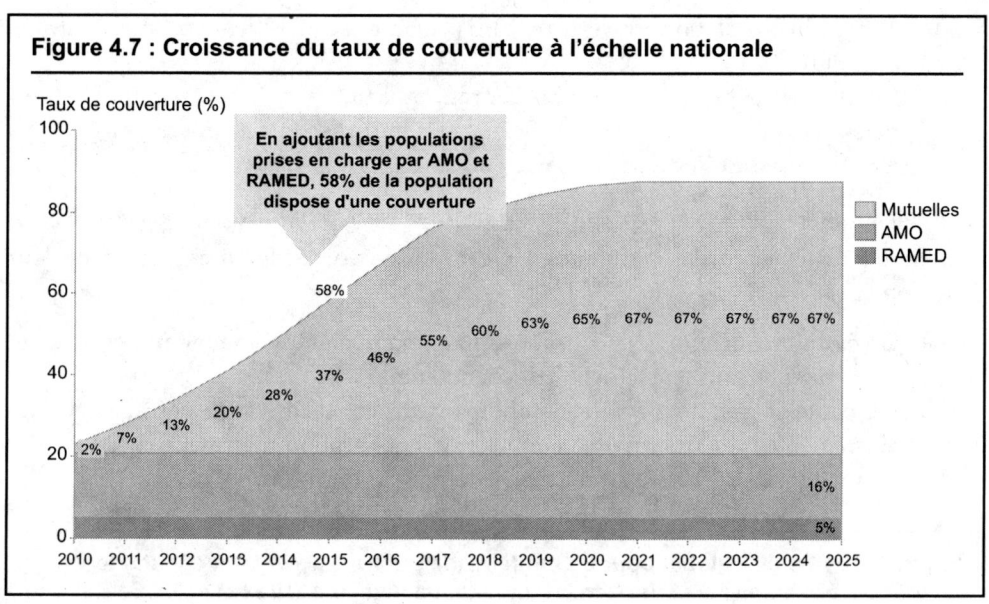

Figure 4.7 : Croissance du taux de couverture à l'échelle nationale

Source : Analyses BCG.
Note : Hypothèses : Scénario obligatoire - taux de couverture AMO et RAMED constant.

Un impact potentiel très important sur le système des soins de santé

L'impact systémique du déploiement des mutuelles a été mesuré en mettant l'accent sur les bénéfices attendus pour les CSCOM (voir figure 4.8) :

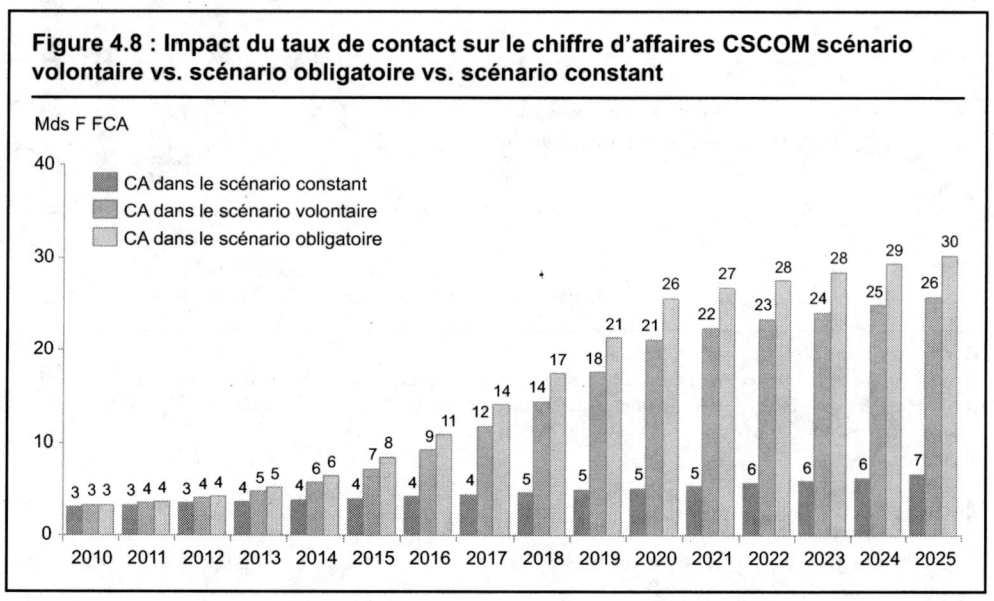

Figure 4.8 : Impact du taux de contact sur le chiffre d'affaires CSCOM scénario volontaire vs. scénario obligatoire vs. scénario constant

Source : Analyses BCG.
Note : Hypothèses : Calcul pour les deux scénarios de la hausse du taux de contact moyen par rapport au taux de contact moyen dans un scénario constant (TCAM du taux de contact dans les CSCOM de 2 %) - recette moyenne par patient dans un CSCOM = 1 000 F CFA (hors médicament).

- 37 % de la population couverte en 2015 (à ajouter aux 25 % couverts par RAMED et AMO) ;
- Un taux de contact moyen doublé par rapport à un scénario *constant* (0,29 → 0,57/personne/an) avec pour les bénéficiaires un taux de contact supérieur à 1 ;
- Une hausse du CA des CSCOM de 80 % à 110 % en 2015.

Un impact financier qui peut être contrôlé par des mesures simples d'ajustement

La pérennité financière des mutuelles a été mesurée aux différentes phases de leur développement :

- Un équilibre technique (= cotisations – remboursements) maintenu pendant environ dix ans sans ajustement du schéma initial ;
- Les coûts de gestion grèvent l'équilibre financier total dès le démarrage mais des ajustements mineurs (hausse annuelle de la cotisation mensuelle de 20 F CFA) permettent de rendre le système excédentaire (voir figure 4.9).

Figure 4.9 : Résultat global pour un modèle obligatoire à cotisation constante vs. un modèle obligatoire à cotisation croissante (hausse annuelle de 20 F CFA de cotisation mensuelle)

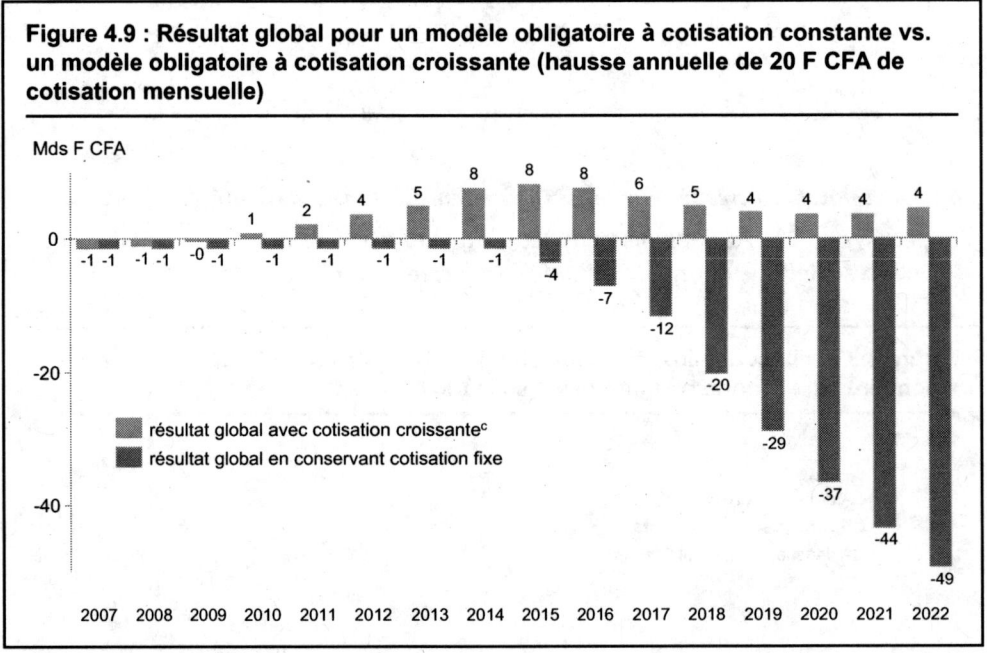

Source : Analyses BCG.
Note : Équilibre global = revenus totaux - coûts totaux (englobe l'équilibre technique et les coûts de gestion) ; Hypothèses clés : hausse de la cotisation mensuelle de 20 F CFA chaque année pour le modèle à cotisation croissante, cotisation constante de 300 F CFA/mois sinon.

Médicament

La filière du médicament se caractérise par :

- Une répartition inégale des officines sur le territoire qui limite la capacité d'absorption du marché ;
- Des besoins en financement couverts en partie par les partenaires des officines ;
- Des besoins en formation à l'installation auxquels répond insuffisamment la formation initiale.

Une répartition géographique et des capacités d'absorption inégales

La répartition actuelle des officines et l'application des règles de zonage a abouti à la constitution de listes d'attente dans l'ensemble des régions du Mali. Cette situation est amenée à perdurer à moyen terme. En projetant le nombre de pharmaciens diplômés (hypothèse d'un taux de croissance annuelle moyen de 3 % du nombre de personnes diplômées entre 2013 et 2020), on constate que les listes d'attente ne commenceront à se résorber qu'à partir de 2014 (voir figure 4.10).

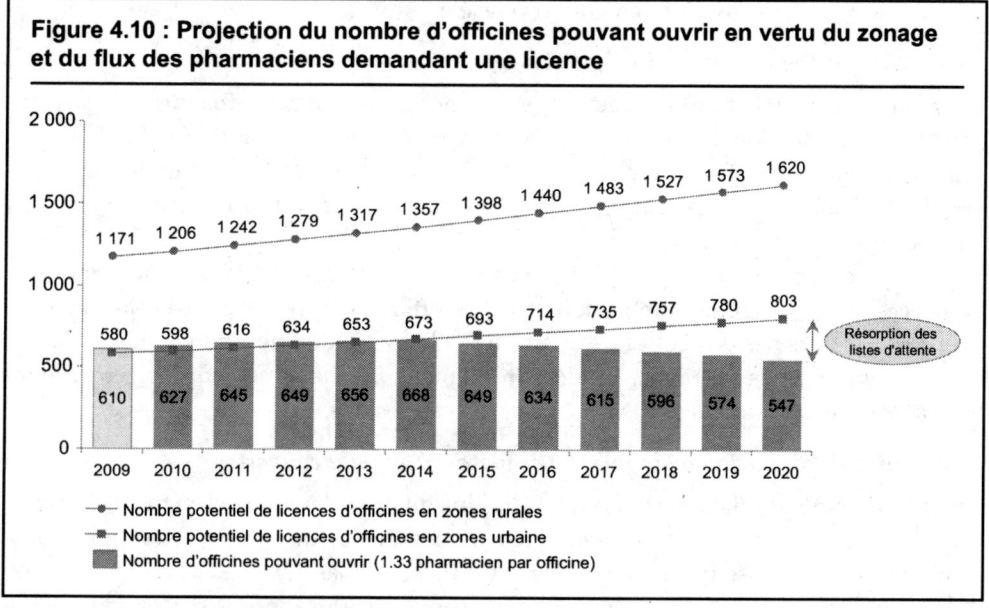

Figure 4.10 : Projection du nombre d'officines pouvant ouvrir en vertu du zonage et du flux des pharmaciens demandant une licence

Source : CDRH ; FMPOS ; CNOP ; analyses BCG.
Note : Hypothèses : croissance annuelle du nombre de pharmaciens diplômés de 3 % à partir de 2013 ; 90 % des pharmaciens du secteur privé sont pharmaciens d'officine ; TCAM du nombre de pharmaciens de la fonction publique 1 %.

À court terme, c'est donc l'expansion des officines dans les petites villes qui est le relais de croissance de la filière :

■ Pour les jeunes pharmaciens d'officine, l'installation en dehors des grandes villes constitue le meilleur remède au manque de débouchés actuel. Les autres pistes envisageables (développement de la filière des laboratoires d'analyse, etc.) ne peuvent suffire à résorber les listes d'attente actuelles ;

■ L'instauration d'un statut des pharmaciens assistants est nécessaire (projet de texte en cours de préparation) mais ne peut suffire à résoudre à long terme la question de l'emploi pour la plupart des jeunes pharmaciens ;

■ Pour les grossistes, l'augmentation des volumes passe à court terme par l'expansion du réseau de détaillants.

Or, cette expansion du maillage des officines a un impact sur la rentabilité moyenne des officines s'installant dans les zones moins peuplées :

■ En termes de revenus : le pouvoir d'achat dans les petites villes étant moindre, la part des génériques dans leur chiffre d'affaires est supérieure à la moyenne

(50 % contre 30 % en moyenne nationale) et, pour préserver le flux de revenus, il importe à la fois de compenser par le volume l'effet prix négatif du mélange génériques/spécialités et d'assurer qu'il existe des médecins privés afin de garantir un certain volume de spécialités (prescripteur) ;

■ En termes de coûts : les coûts salariaux des vendeurs sont moindres. Les taxes sont en général inférieures en raison des faibles valeurs locatives. Le coût des loyers est moindre mais se trouve compensé par les frais de mise aux normes des locaux ;

■ Le coût d'approvisionnement est plus élevé.

Des besoins de financement à l'installation partiellement couverts

Les pharmaciens disposent de deux types de mécanismes d'accompagnement pour financer leur installation (besoins estimés en moyenne à cinq millions de F CFA). Les deux principaux grossistes, Laborex et Copharma, financent dans le cadre d'un accord commercial l'installation de certains pharmaciens d'officine en leur apportant notamment un stock initial de médicament.

Les pharmaciens ont négocié un partenariat spécifique avec la banque Atlantique pour accéder à des crédits moins coûteux. Les officines, après la phase d'installation, expriment parfois des difficultés de financement liées à la détérioration de leur stock de médicaments et à des besoins de fonds de roulement. Les établissements bancaires et les institutions de microfinance couvrent en partie ces besoins.

Des besoins de formation au moment de l'installation mal couverts

Les pharmaciens d'officine au moment de l'installation dans des structures commerciales, c'est-à-dire dans les deux premières années, ont besoin d'un certain nombre de compétences que l'enseignement de la FMPOS ne leur a pas permis d'acquérir : création d'entreprise, recherche de financement, comptabilité, fiscalité, gestion des ressources humaines, système d'information, etc.

Parcours de soins

L'enquête d'opinion effectuée tempère le constat généralement effectué sur le rôle des tradi-praticiens dans le parcours de soins des Maliens. Celui-ci apparaît en effet (même si un effet de sous-déclaration des personnes interrogées a pu jouer) faible : 3 % au moment du 1er recours, 13 % pour le 2e recours. Ces chiffres peuvent surprendre et vont à l'encontre de l'idée selon laquelle les tradi-praticiens sont consultés très fréquemment au début du parcours de soins, avant de recourir à la médecine conventionnelle. Le recours aux tradi-praticiens est relativement inélastique aux revenus jusqu'à deux millions de F CFA/an mais diminue très fortement au-delà.

S'agissant du recours aux CSCOM, son poids au moment du 1er recours (58 % en moyenne, 81 % en zone rurale) confirme son rôle de pilier de la pyramide sanitaire et l'importance essentielle qu'il revêt pour les populations rurales à défaut d'alternative dans le champ de la médecine conventionnelle.

Concernant les autres fournisseurs de soins :

■ Le CSREF représente en moyenne 8 % des structures consultées en 1er recours (3 % en zone rurale), 19 % en 2e recours ;

■ L'hôpital représente en moyenne 17 % des structures consultées en 1er recours (4 % en zone rurale), 23 % en 2e recours, 44 % en 3e recours ;

- Le cabinet de soins représente en moyenne 3 % des structures consultées en 1er recours (0,5 % en zone rurale), 5 % en 2e recours, 17 % en 3e recours ;
- La clinique représente en moyenne 7 % des structures consultées en 1er recours (5 % en zone rurale), 17 % en 2e recours, 33 % en 3e recours.

L'analyse de la perception des patients concernant les différents prestataires[19] met en évidence :

- Que le tradi-praticien et le CSCOM se caractérisent aux yeux des patients par une distance et un prix appropriés ;
- Que la clinique et le cabinet médical et, dans une moindre mesure, l'hôpital, sont perçus comme offrant la meilleure qualité de service (propreté, équipement, compétences et éthique du personnel) ;
- Que le CSREF se situe à mi-chemin de ces deux grands pôles de perception.

Gouvernance

La gouvernance actuelle du système des soins de santé reflète la nature des relations entre l'administration et le secteur privé :

- Faible association du secteur privé à la définition des politiques de santé dans la mesure où celles-ci reposent essentiellement sur la contribution des activités des structures publiques (et, dans une moindre mesure, des structures de santé communautaire) ;
- Faible association du secteur privé à la définition de l'environnement réglementaire dans lequel il évolue dans la mesure où l'État intervient essentiellement vis-à-vis des opérateurs privés dans son rôle de puissance publique (édiction de la réglementation et contrôle de son application, perception des prélèvements obligatoires, etc.).

Ce mode de gouvernance ne permet pas de lever les incompréhensions qui existent entre les secteurs privé et public, accumulées depuis la libéralisation en 1985, et alimente de ce fait les griefs et la méfiance.

Ce climat est un obstacle majeur au développement de relations partenariales entre le secteur privé et le secteur public. Il conduit aujourd'hui à craindre certains comportements de défection, dont les premiers signes apparaissent comme la réponse de certains acteurs privés aux difficultés qu'ils éprouvent à se faire entendre :

- Glissement vers le secteur informel de certains professionnels de la santé ;
- Réflexions en cours au sein des écoles privées autour de la délivrance de leurs propres diplômes ;
- Départ à l'étranger de certains médecins.

Au-delà de l'amélioration du climat de confiance qui en résultera, un changement des modes de gouvernance est indispensable pour que :

- Le secteur privé comprenne davantage les objectifs et moyens de la politique de santé publique et y contribue davantage ;
- L'État complète son rôle d'opérateur historique de la fourniture de soins/médicaments par un rôle d'accompagnement et de pilotage du secteur privé.

5. Pistes envisagées pour améliorer la contribution du secteur privé aux objectifs de santé publique, moyens mobilisés et résultats escomptés

Parmi les pistes d'amélioration identifiées, le renforcement de la santé communautaire et rurale et le développement des mutuelles apparaissent comme les domaines où une évolution de la politique actuelle est la plus souhaitable. Les enjeux systémiques sont en effet considérables, et le degré de priorité aujourd'hui accordé à ces dimensions du système des soins de santé, tant par les pouvoirs publics que par les partenaires techniques et financiers, est probablement insuffisant.

Les modèles construits par le Boston Consulting Group démontrent que l'absence de demande solvable constitue le principal obstacle au développement de la base de la pyramide sanitaire, les CSCOM, et que cette demande peut être rendue solvable grâce au développement de mécanismes de mutualisation des risques. Même si de telles politiques, très ambitieuses, exigent un effort important et durable de la part des autorités et des bailleurs, le système de soins primaires ne peut être renforcé sans porter une attention accrue, et un regard nouveau, sur les mutuelles et sur les acteurs de la santé rurale et communautaire. Le Mali a déjà fait dans ce domaine preuve d'innovation, mais ces expériences doivent être soutenues et portées à l'échelle.

En effet, les politiques actuelles se concentrent essentiellement sur le renforcement de l'offre, qui est sans contestation possible nécessaire, mais insuffisant dans un contexte de très grande pauvreté. Cette politique aboutit de surcroît, dans le cas des CSCOM, à affaiblir les capacités de gestion de ces organismes privés à but non lucratif, au risque d'entraver leurs efforts pour adapter l'offre de soins au contexte local, motiver les personnels et mobiliser les populations. De la même façon, les autres composantes de la santé rurale ne reçoivent pas un soutien suffisant malgré l'existence d'initiatives novatrices de la société civile.

Note sur les leviers proposés

Les pistes esquissées dans cette question sont le fruit :

- Des analyses primaires réalisées par BCG (modélisation, enquêtes d'opinion, etc.) ;
- Des entretiens conduits avec les différentes parties prenantes ;
- Des discussions qui se sont déroulées lors des deux premiers séminaires.

Certains de ces leviers, comme indiqué à la section 4.4 ci-dessus, doivent encore être approfondis et ne font pas l'objet d'un consensus suffisant pour être mis en œuvre à ce stade. Les autres leviers présentés ont été validés par le ministre de la Santé lors du séminaire du 15 mars 2010.

Renforcement du partenariat et du dialogue entre les secteurs public et privé

Afin de restaurer la confiance entre les secteurs public et privé et d'ouvrir la voie à une approche partenariale entre les acteurs, il est nécessaire :

- De créer une enceinte de dialogue et d'échange entre les secteurs privé et public ;

- D'associer le secteur privé à la définition des grandes orientations de la politique en matière de santé et aux programmes d'atteinte des objectifs de santé publique ;
- De faire participer le secteur privé à la conception et l'actualisation des textes normatifs encadrant son activité ;
- D'inciter le secteur privé à se structurer.

Pour ce faire, les leviers d'amélioration suivants ont été identifiés :

- Création d'un comité de dialogue et de concertation public/privé ;
- Création d'une structure transitoire préfigurant le comité de dialogue ;
- Meilleure intégration dans le PRODESS du secteur privé commercial ;
- Création d'une structure représentant l'ensemble du secteur privé ;

Définition d'une politique nationale de renforcement du partenariat public/privé et mise en place de partenariats public/privé :

- Renforcement de la DESR (DNS) et création d'une section dédiée au PPP ;
- Création de conventions modèles ;
- Partage des équipements et spécialités sur un territoire donné ;
- Participation aux activités de formation ;
- Participation aux examens/activités de laboratoire ;
- Participation aux activités de vaccination.

Note : la seule intégration des composantes commerciales du secteur privé dans le PRODESS, pour nécessaire qu'elle soit, n'est pas suffisante. En effet, même si cette évolution permet d'associer de manière plus active le secteur privé à la définition des grandes orientations de la politique de santé et d'inciter le secteur privé à se structurer afin de s'intégrer aux organes en place, le PRODESS ne permet pas d'aborder toutes les problématiques structurant le dialogue entre les secteurs privé et public :

- Les organes de suivi du PRODESS n'ont pas de compétence universelle et ne peuvent traiter que les questions relevant du PRODESS. Certaines questions, en particulier sur la révision des textes normatifs encadrant les différentes filières (soins, médicaments et formation), et l'application quotidienne de la réglementation en vigueur, n'entrent pas dans le champ du PRODESS ;
- Une structure complémentaire est donc nécessaire pour réaliser tous les objectifs poursuivis. Cette structure pourra instruire des dossiers de manière autonome et sera articulée de manière étroite avec les organes du PRODESS.

Création d'un comité de dialogue et de concertation public/privé et d'une structure transitoire

Le comité de dialogue et de concertation entre les secteurs public et privé a pour vocation d'offrir une enceinte de dialogue aux secteurs privé et public dans un cadre institutionnel qui permette à ces échanges de se dérouler de façon continue et de s'inscrire dans la durée. Son rôle, qui doit encore être arrêté de façon précise, pourrait être le suivant :

- Donner un avis (facultatif ou obligatoire selon la matière abordée) sur les textes normatifs affectant le secteur privé de la santé ;

■ Contribuer à l'enrichissement des textes et documents stratégiques relatifs à la santé publique ;

■ Être force de proposition et de recommandation ;

■ Piloter l'application et faire évoluer le plan d'action commun public/privé élaboré suite à l'étude sur le secteur privé de la santé au Mali.

À cette fin, le comité pourrait décider la création de commissions spécifiques afin d'analyser de manière approfondie certains sujets et de formuler des recommandations.

Pour en garantir le bon fonctionnement, cette instance de concertation doit répondre à deux contraintes que les propositions suivantes visent à dépasser :

■ *Composition* : le comité pourrait être composé de 12 à 14 membres, à parité entre des représentants du secteur privé (reflétant toutes les composantes du secteur privé : commerciale, communautaire, traditionnelle, associative et confessionnelle) et du secteur public (ministères de la Santé, du Développement social, de l'Enseignement supérieur, des Finances, etc.) ;

■ *Présidence* : afin d'en assurer l'équilibre et de créer un climat de confiance, la présidence de cette institution pourrait être partagée entre les secteurs privé et public.

Deux facteurs clés de succès ont été identifiés :

■ La mise en place d'une structuration forte des différentes composantes du secteur privé, effort dont les premières étapes ont été franchies ;

■ Le bon interfaçage du comité avec les autres structures de concertation et de pilotage du ministère de la Santé, en particulier les organes de suivi du PRODESS.

Afin de ne pas différer la constitution du comité en attendant que le secteur privé poursuivre les efforts de structuration engagés depuis le début de 2010, il a été décidé de créer une structure transitoire préfigurant le comité de dialogue.

Meilleure intégration dans le PRODESS du secteur privé, en particulier lucratif

Les organes de suivi du PRODESS au niveau national (comité de suivi et comité technique) doivent ouvrir leurs rangs à des représentants du secteur privé pour mieux associer ces derniers à la détermination et au suivi de la politique de santé. Alors que le secteur privé associatif y est déjà associé à travers le GP/SP, et le secteur privé communautaire à travers la FENASCOM, cette association doit s'étendre aux autres composantes du secteur privé :

■ *Commercial* : (à déterminer, une possibilité consisterait à offrir un siège aux représentants des trois filières – soins, médicament, formation) ;

■ *Traditionnel* : FEMATH.

La relecture en cours du décret n° 01-115/PM-RM du 27 février 2001 portant création des organes d'orientation, de coordination et d'évaluation du Programme de développement sanitaire et social offre l'occasion d'amender les dispositions déterminant la composition du comité de suivi et du comité technique.

Renforcement de la structuration du secteur privé

La création du comité de dialogue et de concertation public/privé permettra au secteur privé de faire émerger ses représentants (en particulier pour le secteur commercial).

Dans le cadre de l'effort de regroupement qui a été engagé, la création d'une structure transitoire constituera une incitation supplémentaire pour le secteur privé à désigner des représentants intérimaires et à rationaliser sa structuration actuelle.

Au-delà du nombre et de la représentativité des porte-parole du secteur privé, il est également indispensable de renforcer la capacité de ces associations/fédérations à jouer efficacement leur rôle :

■ De relais des préoccupations exprimées par leurs membres ;
■ De diffusion de l'information auprès de ces derniers.

Renforcement des moyens matériels et de communication

Au delà du nombre et de la présence en leur sein de porte-paroles du secteur privé, les capacités de ces associations/fédérations doivent être renforcées de sorte qu'ils agissent comme les courroies de transmission des préoccupations de leurs membres et comme les agents de diffusion de l'information à leurs membres. Ce renforcement passe notamment par une amélioration des moyens de communication (lettre de diffusion électronique, journal interne, etc.). Le même constat s'applique aux ordres professionnels. Alors que le recouvrement des cotisations est difficile, il est recommandé d'apporter des subventions aux organismes qui seront désignés pour représenter le secteur privé au sein des organes du PRODESS et du comité de dialogue et de concertation pour les appuyer dans l'accomplissement de leur rôle de structuration.

Mise en place de partenariats public/privé autour de la participation du secteur privé aux missions de service public (soins, prévention, formation)

La définition d'une politique nationale de renforcement du partenariat public/privé est recommandée afin d'offrir un cadre cohérent aux différentes actions engagées en vue de mieux associer les différentes composantes étatiques et non étatiques du système des soins de santé. La définition d'une telle politique appelle naturellement à une association étroite de l'État et du secteur privé, par le biais du comité de dialogue et de concertation.

La création d'un cadre facilitant le développement des mécanismes de PPP passe également par un renforcement de l'unité de la direction nationale de la santé chargée de ces questions, la DESR. Cette structure est la mieux à même de proposer, en association avec le secteur privé, des modèles de convention PPP.

En tout état de cause, le développement de PPP complexes sur un nombre croissant d'activités de santé passera par un renforcement à plus long terme des capacités des structures publiques à piloter des contrats complexes, ce qui semble à plus court terme difficilement envisageable sans un soutien étroit et au-delà de quelques projets pilotes bien définis.

Une option pragmatique pour le développement des PPP consisterait à introduire dans les subventions apportées aux CSCOM (qui peuvent être analysés comme des entités privées chargées dans le cadre d'un PPP de délivrer le PMA sur une aire de soins donnée) une dimension de rémunération basée sur la performance, à condition bien entendu de tenir compte au préalable de l'environnement dans lequel évolue ce CSCOM et d'avoir renforcé, ou à tout le moins de ne pas avoir affaibli, les capacités de gestion du cocontractant, c'est-à-dire de l'ASACO.

Les établissements privés souhaitant participer à des missions de service public, notamment au service public hospitalier, doivent y être autorisés par convention avec les structures publiques afin de fixer les modalités de cette contribution et d'assurer le respect des critères de qualité.

Quatre domaines de partenariat public/privé ont été identifiés :

- Autoriser par convention les cliniques privées à accueillir des stagiaires de la FMPOS pour permettre d'augmenter les capacités de formation pratique aujourd'hui insuffisantes ;
- Autoriser les médecins privés à diriger des thèses (dans les mêmes conditions financières que les médecins publics) ;
- Créer au niveau local (aire de santé ou région) un schéma de partage des équipements et spécialités disponibles pour éviter de référer les malades à l'échelon supérieur de la pyramide sanitaire lorsque le plateau technique est disponible à proximité ;
- Associer par convention les établissements privés respectant les critères posés (chaîne du froid, formation du personnel) aux activités de routine et aux campagnes nationales de vaccination. Les établissements privés ne présentant pas un volume d'activités suffisant pour participer pourront, sous un tel régime contractuel, se regrouper.

La relecture en cours de la loi hospitalière offre un véhicule législatif pour encadrer de telles conventions de participation à une mission de service public.

Création/révision des textes normatifs

Il convient de tenir compte dans toutes les modifications des textes, des directives de l'UEMOA, de l'OOAS, de la CEDEAO et de l'OMS.

S'agissant des textes en vigueur, il faut distinguer ceux qui gagneraient à être actualisés, assouplis ou durcis, et ceux dont les dispositions sont adaptées mais qui souffrent d'une application incomplète. Il est également nécessaire, sans s'arrêter à l'analyse de la stricte adaptation théorique du dispositif de ces textes à la situation, de tenir compte de la façon dont ils sont perçus par les acteurs, perception qui peut être entachée de partialité ou faussée par une connaissance insuffisamment précise des textes mais qui n'en demeure pas moins essentielle dans la mesure où elle détermine la confiance des acteurs dans le système, et *ipso facto* leurs comportements.

Il est proposé de modifier les éléments de la réglementation qui ne permettent pas de réguler efficacement les différentes filières (soins, médicament, formation) :

- Conditions d'octroi des autorisations d'ouverture des écoles privées de soins de santé qui ne permettent pas de s'assurer de la réalité des capacités d'encadrement et de la qualité de l'enseignement ;
- Conditions d'octroi des licences des grossistes qui, à l'heure actuelle, permettent à plus de la moitié d'entre eux d'opérer sans aucune activité connue des services de l'État ;
- Distribution de diplômes dans le domaine de la santé qui n'est pas un monopole de l'État, au risque de créer plusieurs marchés des professionnels de la santé ;
- Absence de règle de zonage pour les médecins, dont 70 % se concentrent à Bamako *(réflexion à engager)*.

Encadré 5.1 : Conditions posées à l'obtention d'une licence de grossiste (Arrêté n° 91-4318/Mspas-Pf-cab)

Conditions posées à l'obtention d'une licence de grossiste (Arrêté n° 91-4318/Mspas-Pf-cab) :

Article 18 : Le stock de médicaments disponibles dans les établissements d'importation ou de vente en gros de produits pharmaceutiques et de leur(s) succursale(s) doit être suffisant pour assurer l'approvisionnement de la consommation mensuelle des officines du secteur qu'ils desservent. En outre, le stock des médicaments doit correspondre, en nature, à une gamme de produits comportant - au moins les deux tiers du nombre de présentations — des produits ayant obtenu le visa ou l'autorisation de mise sur le marché au Mali.

Article 19 : Tous les établissements d'importation ou de vente en gros de produits pharmaceutiques ou leur(s) succursale(s) doivent être en mesure d'assurer la livraison de toute spécialité faisant partie de cette gamme à toute officine entrant dans leur clientèle habituelle dans les 72 heures suivant la réception de la commande.

Il est aussi recommandé d'engager une réflexion sur certains aspects perçus comme trop restrictifs et freinant le développement du secteur privé et sa contribution à la santé publique. Sur tous ces chantiers, il est important de prévoir une procédure et un calendrier qui permettent de crédibiliser la démarche et d'obtenir des résultats rapides.

Réflexion sur l'assouplissement de la catégorisation des établissements sanitaires privés

Une réflexion sur la réglementation entourant la catégorisation des établissements sanitaires privés doit être engagée pour étudier l'opportunité d'assouplir la typologie entre établissements de soins/hospitaliers et d'autoriser les cabinets à pratiquer des accouchements ou à placer leurs patients en observation. Une option consisterait à créer une catégorie intermédiaire pour autoriser ces actes sans exiger la constitution de capacités hôtelières complètes.

Durcissement des conditions d'octroi de licences pour les grossistes

Des critères doivent être établis pour vérifier la réalité de l'activité des grossistes demandant une licence. Les critères actuels étant mal adaptés, y compris pour les grossistes actuels ayant une activité réelle, il est proposé de fixer un seuil minimum de chiffre d'affaires pour conserver le bénéfice de la licence après la phase d'installation.

Durcissement des conditions d'octroi de licences pour les écoles de formation

La tutelle des établissements de formation en soins de santé doit être transférée ou partagée avec le ministère de la Santé. Des conditions doivent être posées à l'ouverture d'une école de soins de santé (qui ne doit pas relever d'un régime d'autorisation tacite à expiration d'un délai fixe) pour s'assurer du sérieux pédagogique des promoteurs et des capacités d'encadrement :

- Présence d'un professionnel de la santé parmi les promoteurs ;
- Obtention de la part d'une structure de santé d'un accord pour y former des stagiaires ;
- Obtention de la participation de spécialistes pour certaines formations, etc.

Les écoles actuelles doivent bénéficier d'un délai de mise en conformité avant retrait de leur licence et fermeture administrative. La question de la carte scolaire et du zonage des établissements d'enseignement figure par ailleurs parmi les points devant faire l'objet d'une réflexion approfondie.

Affirmation du monopole de l'État sur la distribution des diplômes dans le domaine de la santé

Afin de préserver la possibilité pour l'État de réguler la filière de formation, il convient de revenir sur l'article 17 de la loi 94-032 et d'affirmer le monopole de l'État dans la distribution des diplômes dans le domaine de la santé. L'article stipule que les établissements d'enseignement privé délivrent des diplômes reconnus ou non par l'État.

Règles de zonage pour les médecins

Afin de limiter l'engorgement des médecins privés à Bamako, et en complément des mesures d'accompagnement et d'incitation à l'installation à l'intérieur, une réflexion doit s'engager sur l'établissement de règles de zonage pour les médecins, inspirées de celles encadrant l'installation des officines.

Procédure et calendrier de révision des textes

Il est proposé, pour crédibiliser la procédure de modification des textes et pour aboutir à des résultats rapides, de faire désigner par le comité de dialogue et de concertation une commission de révision des textes encadrant le secteur privé :

- Composition mixte secteurs public/privé ;
- Secrétariat de la commission assuré par le SGG pour garantir la cohérence juridique des travaux ;
- Rôle de préparation des projets de texte réglementaires et législatifs nécessaires.

Il apparaît également important :

- D'établir en fonction du calendrier parlementaire un échéancier des textes législatifs à réviser ;
- D'instaurer une date limite pour les modifications des textes réglementaires pouvant être apportées sans réforme législative préalable (trois ou six mois selon la complexité de la matière) ;
- D'instaurer pour les textes réglementaires d'application une date limite à compter de la modification de la loi par le Parlement.

Renforcement des mécanismes d'application des textes

Il est proposé, pour veiller à ce que la réglementation soit mieux respectée, tout en tenant compte de la réticence générale à sanctionner, de s'appuyer :

- Sur l'autorégulation en renforçant les ordres professionnels ;
- Sur le recours amiable en créant un poste de médiateur du secteur privé (proposition qui doit encore être approfondie par les parties prenantes).

Renforcement des capacités d'autorégulation des ordres professionnels

Les ordres professionnels jouent un rôle essentiel dans l'autorégulation des professions sanitaires en complément du rôle d'inspection et de contrôle de la réglementation incombant à l'État. Afin de le renforcer, les moyens matériels des ordres doivent être consolidés. Une option consisterait soit à mettre à disposition un agent de l'État pour assurer un rôle de secrétaire permanent, soit à subventionner le budget de fonctionnement des structures ordinales pour leur permettre de procéder au recrutement d'un tel agent.

Il est également nécessaire d'engager une réflexion sur les moyens pour les ordres de jouer leur rôle disciplinaire avec davantage de détermination, dans un contexte culturel défavorable à l'imposition de sanctions. Parmi les pistes de réforme figurent :

- La modification de l'article 41 de la loi 86-35/86-AN-RM portant institution de l'ordre des médecins qui soustrait les fonctionnaires au pouvoir disciplinaire des ordres (et fait donc peser un soupçon de partialité sur les décisions de la commission disciplinaire) ;
- La simplification, dans le respect des droits de la défense, de la procédure disciplinaire actuelle.

Création du rôle de médiateur du secteur privé

Ce point ne recueille pas au stade actuel un niveau de consensus lui permettant d'être mis en œuvre et doit encore être expertisé et débattu. Les développements figurant ci-dessous sont des propositions.

RÔLE ET OBJECTIFS

Le rôle d'un médiateur du secteur privé (inspiré du médiateur de la République créé au Mali en 1997 mais avec un champ de compétence beaucoup plus réduit) est de faciliter une bonne application des textes en vigueur. En effet, dans un contexte culturel très réticent à l'imposition de sanctions, l'introduction d'un mécanisme de recours amiable apparaît comme un moyen de renforcer les garanties apportées au secteur privé dans la bonne application de la réglementation. L'objectif est donc d'améliorer les relations entre les professionnels du secteur privé et l'administration en examinant les cas de mauvaise administration, c'est-à-dire :

- Les comportements excessifs ;
- L'inadaptation des textes/procédures.

POUVOIRS ET ATTRIBUTIONS

Rechercher un accord amiable entre l'administration et l'auteur de la saisine et proposer une amélioration des textes et procédures. Le médiateur n'est pas une autorité juridictionnelle ou un corps d'inspection même s'il peut les saisir.

MODES DE SAISINE

Une équipe restreinte examinant la recevabilité des saisines et relevant d'un budget autonome. La création de délégués en régions serait coûteuse.

GARANTIES D'INDÉPENDANCE

Rattaché au ministre qui le nomme sur proposition du comité de dialogue et de concertation pour une durée irrévocable. Le profil recherché est celui d'un professionnel respecté des secteurs privé et public.

Renforcement des mécanismes d'accréditation/contrôle

Dans le cadre de la mise en place de l'assurance maladie obligatoire (AMO), il importe de s'appuyer sur les mécanismes d'accréditation qualité pour inciter les acteurs, tant privés que publics, à rehausser la fiabilité et l'efficacité de leurs prestations. L'introduction d'un payeur est en effet attestée comme un puissant incitant à une amélioration de la qualité des prestataires de soins.

Par ailleurs, il convient de souligner l'importance qui s'attache, dans les domaines ressortissant d'une compétence interministérielle, à une coordination renforcée des contrôles exercés par différents départements ministériels sur la qualité des prestations/produits. La tutelle des établissements d'enseignement constitue un point d'application particulièrement pertinent de ce principe général.

Renforcement de la politique de formation

La filière formation est marquée par le développement mal contrôlé d'acteurs privés ne présentant pas toutes les garanties de sérieux et par les difficultés de l'État à garantir l'adéquation entre les quantités et la qualité de la formation et les besoins réels du système des soins de santé. La nomination au début de 2010 en Conseil des ministres d'un directeur des ressources humaines du ministère de la Santé permet de rendre fonctionnelle cette direction et d'améliorer les capacités de pilotage de l'administration dans ce domaine.

Le renforcement de la politique de formation passe par une amélioration :

- ▪ De ses capacités de régulation de la filière en complétant les outils dont il dispose ;
  - Détermination des quantités de personnels formés par les écoles publiques et privées ;
  - Prévention du développement d'un marché informel d'agents non qualifiés ;
  - Transparence accrue des relations entre la puissance publique et les acteurs privés ;
  - Qualité des formations et médecins/pharmaciens et des TSS/TS ;
- ▪ De l'adéquation de formation aux conditions d'exercice des professionnels de la santé (secteur privé ou milieu rural).

Ces évolutions doivent s'intégrer dans le cadre des efforts d'harmonisation des politiques de formation.

Renforcement des outils de régulation de la filière de formation

Le renforcement de la politique de formation doit passer par des outils de contingentement des effectifs formés, un contrôle du développement d'un marché parallèle de personnels non diplômés et l'association du secteur privé à la régulation du secteur.

Outils de contingentement des effectifs formés

Pour maîtriser le nombre de médecins et de pharmaciens formés, le *numerus clausus* de la FMPOS ne suffit pas si se poursuit l'expérience de la première école privée de médecine, et il convient donc de négocier avec elle, et avec toutes celles qui pourraient éventuellement ouvrir par la suite, par convention juridiquement contraignante, la capacité maximum de formation de ces établissements.

Pour les TSS/TS, il convient :

◼ De transformer l'examen actuel en concours, afin de permettre de définir par avance le nombre de paramédicaux formés chaque année « spécialité » par « spécialité » ;

◼ D'établir le monopole de l'État dans la délivrance des diplômes de santé (voir ci-dessus).

S'agissant par ailleurs de la répartition sur le territoire des établissements d'enseignement, une réflexion sur la carte scolaire et les mécanismes de zonage pourrait utilement être engagée.

Prévention du développement d'un marché parallèle de personnels non diplômés

Afin de limiter la disproportion entre les préparationnaires aux examens/concours et le nombre d'admis/reçus, qui aboutit aux prémisses d'un marché parallèle des professionnels de la santé, et afin de rehausser le niveau des élèves des écoles de soins de santé, il convient :

◼ De créer un examen d'entrée conditionnant l'inscription à une école privée ou publique ;

◼ De durcir les conditions d'ouverture des écoles privées de soins de santé (voir ci-avant).

Association du secteur privé à la régulation du secteur

Afin de vérifier que les quantités de professionnels formés coïncident avec les capacités d'absorption du marché, le secteur privé doit être associé à la fixation :

◼ Du *numerus clausus* pour les médecins et pharmaciens ;

◼ Des postes ouverts au concours pour les TSS/TS.

Les écoles privées, dans la mesure où elles sont placées en concurrence avec l'INFSS, doivent être associées :

◼ À la fixation de la politique de formation ;

◼ À la détermination des modalités de l'examen d'entrée aux écoles de soins de santé ;

◼ À la fixation du nombre de postes ouverts aux concours TSS/TS.

Amélioration de la qualité de la formation

La formation des médecins, des pharmaciens et des techniciens de santé doit être améliorée.

Formation des médecins et pharmaciens

Les capacités d'encadrement et d'accueil de la FMPOS doivent être augmentées par le biais de :

◼ L'association du secteur privé à l'effort de formation [stages en CSCOM médicalisés et dans les cliniques, direction de thèses par des médecins privés (voir ci-dessus)] ;

◼ L'encouragement des projets d'ouverture d'antennes de la FMPOS à l'intérieur[20].

FORMATION DES TSS/TS

Au-delà de l'assainissement du secteur par le durcissement des conditions d'ouverture des écoles privées, celles qui satisfont aux critères de qualité doivent pouvoir être accompagnées en bénéficiant d'un mécanisme de financement préférentiel (voir ci-après).

Adéquation de la formation et des nouvelles conditions d'exercice des professionnels de la santé

Un renforcement des modules de formation initiale préparant les professionnels de la santé à l'exercice dans le secteur privé et en milieu rural est souhaitable :

- Réintroduction des stages ruraux dans le cursus de la FMPOS ;
- Développement des modules de santé publique (par exemple sous la forme du projet d'école de soins de santé publique) ;
- Développement des modules de formation à la gestion.

De plus, les ordres doivent organiser la formation continue de leurs membres se dirigeant vers le secteur privé en leur offrant des modules de formation à la gestion selon des modalités compatibles avec un exercice libéral et dans la première année de leur installation :

- *Modules de formation* : création d'entreprise, recherche de financement, comptabilité, fiscalité, gestion des ressources humaines, système d'information ;
- *Co-financeurs potentiels* : financements publics (FMPOS, ministère de la Santé), budget de l'ordre, participation des professionnels, bailleurs ;
- *Opérateurs potentiels* : opérateurs publics (ANPE, etc.) et privés sélectionnés sur appel d'offres.

Pour les médecins de campagne, qu'ils s'installent en CSCOM ou en tant que médecin de famille, un effort de formation au moment de l'installation est également nécessaire pour favoriser le succès des programmes de médicalisation, et pourrait s'inspirer des expériences menées depuis quelques années au Mali[21] :

- *Modules de formation* : médecine rurale (pratique clinique avec plateau limité, habitudes de la population, etc.), santé publique, gestion (comptabilité, fiscalité, gestion des ressources humaines) ;
- *Opérateurs potentiels* : ONG et opérateurs privés sélectionnés sur appel d'offres ;
- *Accompagnement complémentaire* : mentorat, kit d'équipement, etc.

Lutte contre le médicament par terre

La résorption du médicament par terre est essentiellement liée à une décision politique :

- La discussion doit se poursuivre sur l'obtention d'un engagement pris au plus haut niveau de l'État pour dépasser les résistances suscitées par les mesures de répression et assurer une action coordonnée et déterminée de l'ensemble des services de l'État ;
- Axer les mesures de répression autour de la lutte contre la contrefaçon et les médicaments dangereux et la présenter ainsi à l'opinion publique ;

■ Intensifier les campagnes de sensibilisation autour de la dangerosité de la contrefaçon et y associer l'ensemble des acteurs publics et privés du système des soins de santé.

Cet effort de répression d'un phénomène qui jouit d'une certaine popularité serait plus acceptable si la filière réalisait un effort concerté sur les prix. Le montant des marges des grossistes et des détaillants peut être revu en contrepartie de l'augmentation des volumes à laquelle conduirait la résorption du médicament par terre. La réflexion doit se poursuivre sur ce point.

Une autre voie consisterait à «intégrer» en partie les circuits du médicament par terre à l'économie officielle. Leur avantage concurrentiel en termes de prix de détail est en effet partiellement lié à l'accès, illicite, à des marchandises de contrebande, contrefaites ou périmées. Tolérer leur activité commerciale en contrepartie d'une répression sévère de la vente de médicaments contrefaits ou périmés ouvrirait ainsi une nouvelle voie dans la réponse à apporter au phénomène. Le refus fermement exprimé par les acteurs de la pharmacie à toute forme de reconnaissance du médicament par terre a conduit à écarter cette recommandation à court terme.

Mise en place de mécanismes d'incitation pour une meilleure répartition des acteurs sur le territoire et une qualité renforcée

Les filières du médicament et des soins, et dans une moindre mesure de la formation, sont marquées pour les acteurs du secteur privé lucratif par une concentration importante à Bamako. Cela freine leur contribution aux objectifs de santé publique et a des conséquences négatives pour l'ensemble du système (activités informelles de faible qualité des jeunes professionnels ayant des difficultés à s'installer, limitation de la capacité d'absorption du marché).

En complément des pistes tendant à engager une réflexion sur un mécanisme de zonage pour les médecins ou privilégiant le développement des programmes de formation continue des professionnels en cours d'installation, il est recommandé de mobiliser des outils économiques d'incitation à un rééquilibrage de la répartition géographique du secteur privé commercial :

■ Créer au sein des ordres professionnels un guichet spécifique pour mieux faire connaître les avantages en vigueur et le régime fiscal ;

■ Créer un mécanisme pour donner aux professionnels de la santé en cours d'installation un accès à des financements bancaires moins coûteux grâce à une prise de garantie partielle[22] ;

■ Introduire des exonérations fiscales ciblées pour offrir un cadre incitatif à l'installation en régions, dans le cadre ou en complément du code de l'investissement.

Création d'un guichet spécifique pour mieux informer les professionnels de la santé des avantages en vigueur et de leur régime fiscal

Le principal mécanisme existant pour alléger la pression fiscale est le code de l'investissement. Le guichet unique de l'Agence de promotion des investissements (API) permet en effet de faire bénéficier les professionnels de la santé éligibles[23] des avantages du code de l'investissement (un investissement inférieur à 150 millions de F CFA ouvre droit à cinq années d'exonération d'impôts sur les bénéfices et à trois années d'exonération sur les droits de douane). Ce mécanisme est toutefois mal connu et il serait souhaitable de confier aux ordres le soin de mieux informer leurs membres en créant un guichet d'information.

Ce même guichet d'information pourrait également tenir à la disposition des membres des ordres des informations sur le régime fiscal qui leur est applicable et sur la procédure de recouvrement, ainsi que leurs droits en tant que contribuables. Les relations entre les professionnels de la santé et le fisc sont en effet marquées par une grande opacité.

Introduction d'un mécanisme d'accès privilégié aux financements bancaires

À la lumière des inconvénients que présente le faible recours aux financements bancaires par les professionnels de la santé, et afin d'accompagner l'installation de ces derniers à l'intérieur, il est proposé de créer un mécanisme d'accès privilégié à des financements bancaires peu coûteux :

- *Montant de la garantie* : prise en garantie partielle (50 %) d'un portefeuille d'encours [un milliard de F CFA représente environ 50 % des besoins de financement à l'installation des cabinets, cliniques et officines sur 2010-2012 (voir figures 5.1 et 5.2) ;
- *Nature des prêts garantis* : prêt de plus d'un an aux structures en cours d'installation (trois premières années) ;
- *Bénéficiaires* : cabinets, cliniques et officines s'installant en régions (une fois la filière assainie, les écoles de formation pourraient également être éligibles), en retenant des quotas par types d'acteurs évitant de se concentrer sur les meilleurs risques ;
- *Délai maximum pour remplir la garantie* : trois ans pour inciter les banques à aller au-devant des professionnels de la santé ;

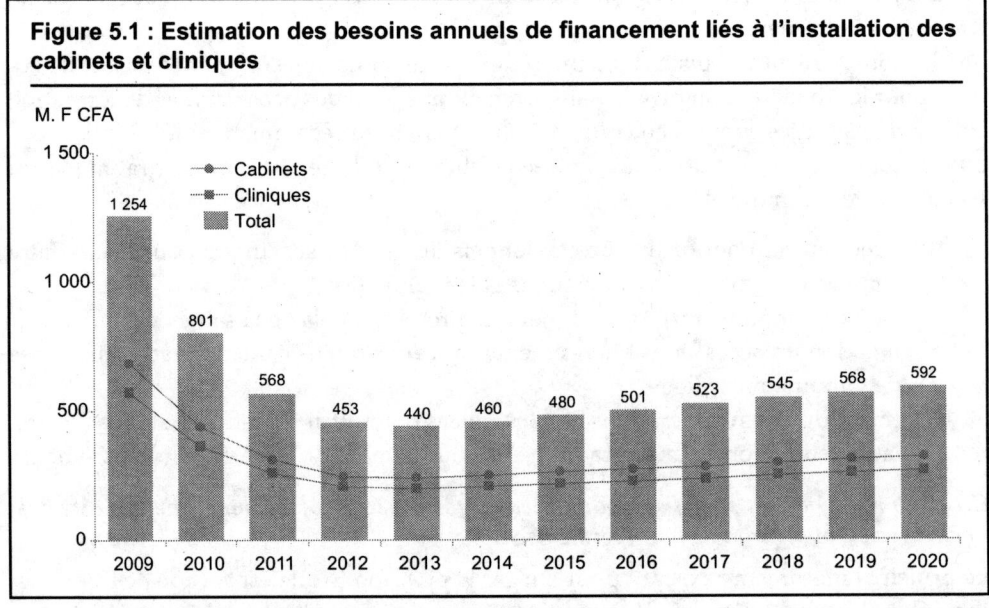

Figure 5.1 : Estimation des besoins annuels de financement liés à l'installation des cabinets et cliniques

Source : Entretiens ; analyses BCG.

Note : Hypothèses : Nombre de cliniques et cabinets calculés sans préjudice de la capacité d'absorption à partir de la projection des flux de diplômés en médecine (+3 % à partir de 2013) rejoignant le secteur privé (50 embauches fonction publique/an) et s'installant dans des établissements privés (80 %) ; 2 médecins/cabinet et 5 médecins/clinique – besoins de financement par cabinet de 8 M F CFA et de 20 M F CFA par clinique.

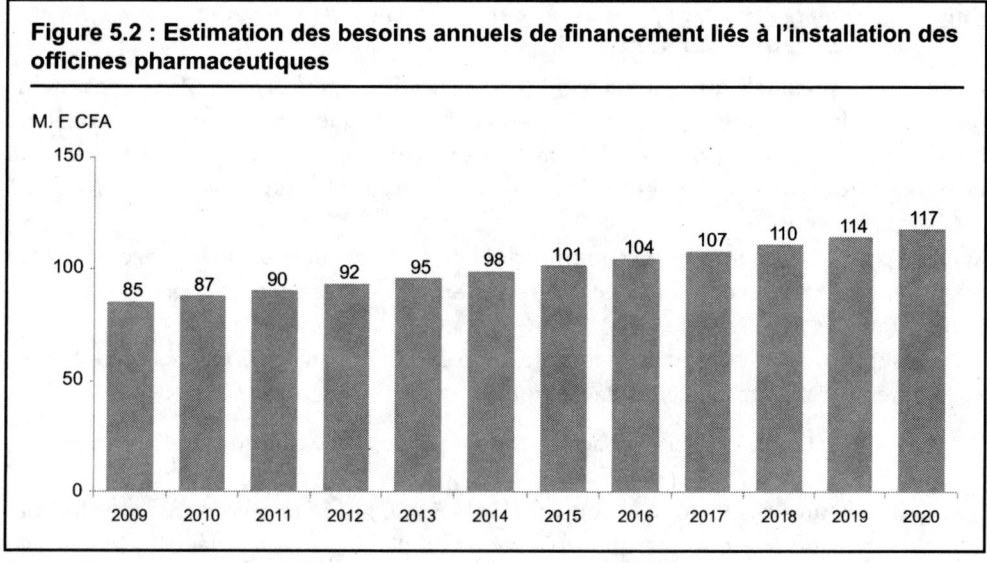

Figure 5.2 : Estimation des besoins annuels de financement liés à l'installation des officines pharmaceutiques

Source : Entretiens ; analyses BCG.
Note : Hypothèses : Augmentation annuelle du numerus clausus des officines pour les zones urbaines (nombre potentiel d'officines pouvant ouvrir) x besoins de financement moyen par officine de 5 M F CFA.

■ *Opérateur* : proposer un partenariat aux banques de la Place (pour des prêts d'un plus faible montant, les IMF pourraient également être intéressées).

Une solution alternative pour diminuer le coût du crédit, qui peut se cumuler avec une prise de garantie, consiste à bonifier le prêt par un apport de subvention. D'autres outils d'ingénierie financière pourraient également être mobilisés, comme des prises de participation.

Introduction d'exonérations fiscales ciblées autour de l'installation en régions

Afin d'inciter les professionnels de la santé à s'installer à l'intérieur, il est proposé :

■ De profiter de la relecture du code de l'investissement pour introduire des avantages supplémentaires pour les investissements réalisés par les professionnels de la santé dans des zones moins denses via l'allongement de la durée d'exemption fiscale et l'arrêt de critères d'éligibilité géographique avec l'ensemble de la profession pour rééquilibrer la démographie ;

■ Soit de s'assurer de l'éligibilité des pharmaciens d'officine au code de l'investissement, soit de créer à travers un autre véhicule législatif un dispositif d'incitation fiscale à l'installation dans des zones moins densément peuplées.

Renforcement de la santé rurale communautaire en consolidant les capacités de gestion des ASACO et la pérennité financière des CSCOM

La fragilité financière des CSCOM tenant souvent à la faiblesse des capacités de gestion des ASACO, et aggravée par une politique de mise à disposition de personnels répondant mal au problème de sous-fréquentation des centres, il est proposé :

■ D'apporter une aide extérieure pour appuyer les CSCOM dans leur rôle de gestion ;
■ De réorienter les subventions apportées vers les besoins réels des CSCOM, selon leur situation spécifique ;
■ D'accompagner les programmes de médicalisation des CSCOM.

Apport, en complément de la formation continue, d'une aide extérieure pour renforcer les capacités de gestion des ASACO

La condition préalable au renforcement des capacités de gestion des ASACO est de ne pas affaiblir leur autorité de gestion tout en veillant à ce que l'expression même de leurs besoins auprès des partenaires soit le facteur qui détermine le soutien qu'ils reçoivent. Une sensibilisation des services de l'État, des collectivités territoriales et des ONG est à cet égard nécessaire.

Les politiques de formation continue doivent être déclinées selon les spécificités des membres des ASACO et intensifiées en recourant par convention aux services d'opérateurs extérieurs (ONG, etc.).

Il est proposé en outre d'apporter une aide extérieure aux ASACO ressentant le besoin de renforcer leurs capacités de gestion :

- Ces gestionnaires seraient sélectionnés après appel à candidature par un groupe d'ASACO ;
- Ils assumeraient pour le compte de l'ASACO, et pour une durée et selon des modalités à déterminer par voie contractuelle, la gestion déléguée du CSCOM dans le respect des attributions du chef de centre et joueraient un rôle de conseil sur les décisions stratégiques à adopter ;
- Leur rémunération pourrait être en partie indexée sur les résultats obtenus ;
- Ces gestionnaires peuvent être des particuliers, des entreprises, des ONG, voire des techniciens de développement communautaires ;
- Les co-financeurs potentiels sont : les ASACO, la FENASCOM, l'État, les ONG, les PTF.

Réorientation de la politique de subventions apportées aux CSCOM

Alors que les CSCOM souffrent d'un problème de demande (faible fréquentation), la politique poursuivie jusqu'à présent se concentre sur le renforcement de l'offre. Pour réorienter cette politique, il est recommandé à l'État et aux collectivités territoriales :

- De retirer progressivement tous les personnels mis à disposition des CSCOM dont la présence n'est pas justifiée par le niveau d'activités du centre ;
- De réorienter l'appui/conseil apporté aux CSCOM sur l'audit de leur pérennité financière et sur la justification des subventions attribuées ;
- De moduler les soutiens apportés aux CSCOM selon leurs situations spécifiques (CSCOM sous-critiques, CSCOM urbains) en privilégiant les subventions d'investissement et en tendant vers une diminution générale du montant des subventions apportées pour réorienter une partie de ces sommes vers le développement des mutuelles (voir figure 5.3).

Accompagnement de la médicalisation des CSCOM

Établir par convention tripartite entre l'État, la FENASCOM et tout partenaire intéressé (sélectionné après appel d'offres), un programme d'accompagnement à la médicalisation pour accélérer l'installation des médecins dans les CSCOM :

- À titre indicatif, un programme d'accompagnement représente un coût par médecin installé de l'ordre de sept millions de F CFA (voir figure 5.4) ;
- Les co-financeurs potentiels sont : les ASACO, la FENASCOM, l'État, les ONG, les PTF.

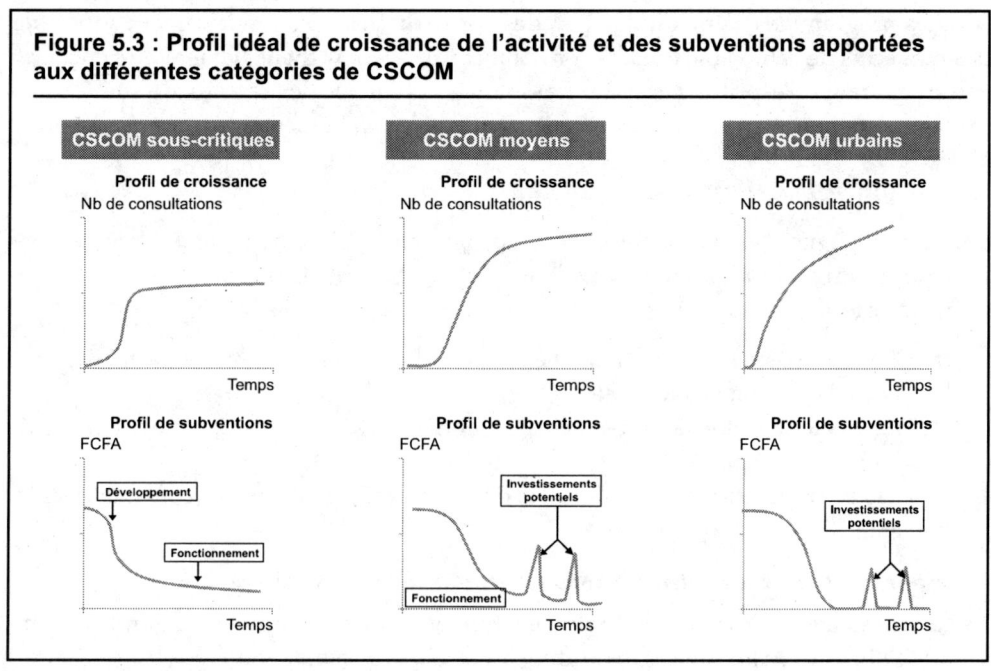

Figure 5.3 : Profil idéal de croissance de l'activité et des subventions apportées aux différentes catégories de CSCOM

Source : Analyses BCG.

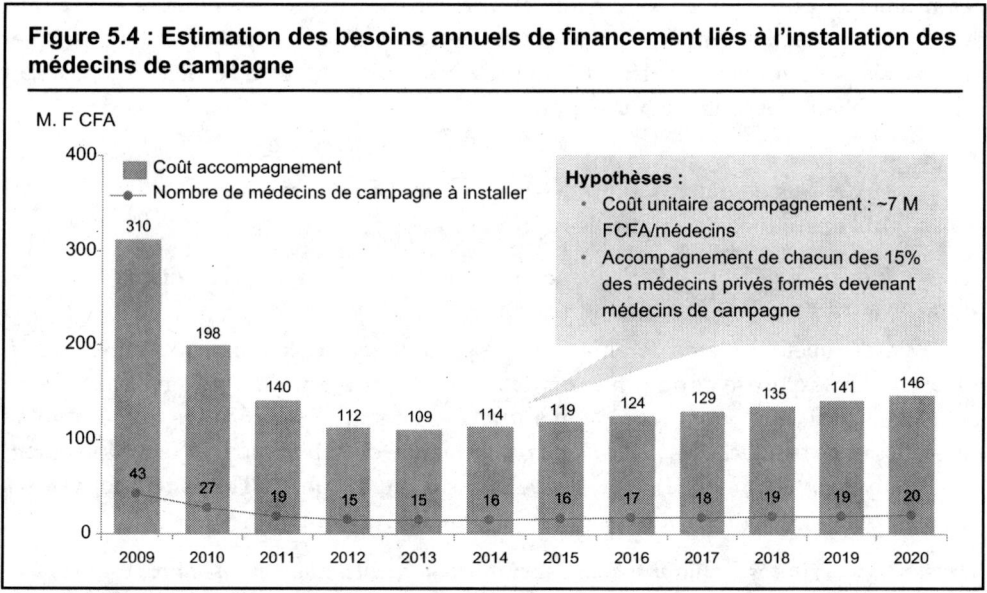

Figure 5.4 : Estimation des besoins annuels de financement liés à l'installation des médecins de campagne

Sources : Codija, Jabot, et Dubois, 2009 ; entretiens ; analyses BCG.
Note : Accompagnement comporte : l'étude de faisabilité de l'installation, la formation à la gestion du CSCOM pour le médecin et les membres du comité de gestion, l'équipement du médecin y compris le panneau solaire, le stage auprès d'un médecin référent et la négociation contractuelle. Projection des flux de diplômés en médecine (+3 % à partir de 2013) rejoignant le secteur privé (50 embauches fonction publique/an) et devenant médecin de campagne (15 %).

Les programmes de médicalisation des zones rurales, visant notamment à installer des médecins de campagne exerçant en cabinet libéral, doivent également être encouragés en gardant à l'esprit la nécessité d'assurer la cohérence des réseaux de soins au niveau local, notamment entre les acteurs lucratifs et les établissements communautaires.

Expansion volontariste des mutuelles

Pour accompagner l'expérimentation d'un programme volontariste de déploiement rapide des mutuelles préparant la voie à un passage à l'échelle, il est recommandé d'appuyer avec le soutien des PTF :

- Les activités de l'UTM à laquelle seraient déléguées une grande partie des activités de gestion des mutuelles ;
- La création rapide de nouvelles mutuelles à travers une campagne intensive de mobilisation sociale ;
- Les activités des mutuelles au-delà de leur phase d'installation (coûts de gestion, etc.).

Expérimenter dans une ou deux régions un déploiement rapide des mutuelles

Les analyses effectuées sur le modèle de déploiement des mutuelles démontrent l'ampleur de l'impact de la couverture mutualiste sur le système de santé.

L'une des options envisageables, qui a fait l'objet d'une expertise approfondie, consiste à conduire dans une ou deux régions (Ségou et Sikasso par exemple, où la base des mutuelles existantes est significative) une expérimentation ambitieuse s'inspirant de la stratégie décrite dans le modèle. Après deux ans d'expérimentation, les enseignements tirés permettraient de définir les modalités d'un passage à l'échelle adaptées au contexte malien. Cela passe par un appui :

- À l'UTM ;
- Aux efforts de mobilisation sociale et de création des mutuelles ;
- Aux opérations des mutuelles après la création.

Soutien initial au passage à l'échelle de l'UTM pour accompagner l'expansion de la couverture

L'UTM est la mieux à même de piloter un programme de déploiement des mutuelles en raison de son expertise et de son expérience (voir figure 5.5). Ses moyens actuels sont toutefois insuffisants pour accompagner une augmentation significative du nombre de mutuelles et de bénéficiaires. Il est donc recommandé de subventionner le renforcement de ses moyens (personnel, SI). Après cette phase d'impulsion, l'UTM pourra couvrir ses coûts grâce aux cotisations versées par les mutuelles récemment créées.

Soutien aux activités de mobilisation sociale et subventionnement de la création rapide de mutuelles

La mobilisation sociale est le premier goulot d'étranglement du développement des mutuelles. Cette activité exige :

- Un effort de coordination entre le mouvement mutualiste, les structures de soins, les services de l'État, les collectivités territoriales et les ASACO ;
- La mobilisation d'équipes spécialement formées et capables de se déployer rapidement auprès des populations.

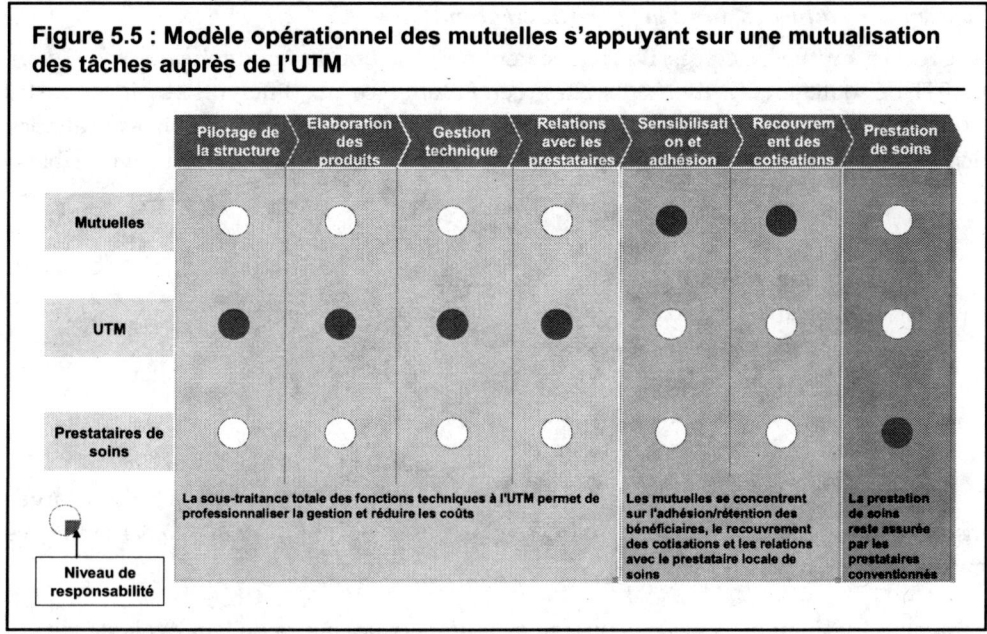

Figure 5.5 : Modèle opérationnel des mutuelles s'appuyant sur une mutualisation des tâches auprès de l'UTM

Source : Analyses BCG.

Seul un opérateur extérieur (ONG) sélectionné par appel d'offres par l'UTM et l'État est susceptible de compléter rapidement les effectifs insuffisants de l'UTM et des services du développement social. Il est recommandé pour les bailleurs d'appuyer cet effort initial de mobilisation.

Si l'on ajoute le coût de la formation des gestionnaires de la mutuelle, la création d'une mutuelle représente un coût de 14 millions de F CFA la première année (voir figure 5.6).

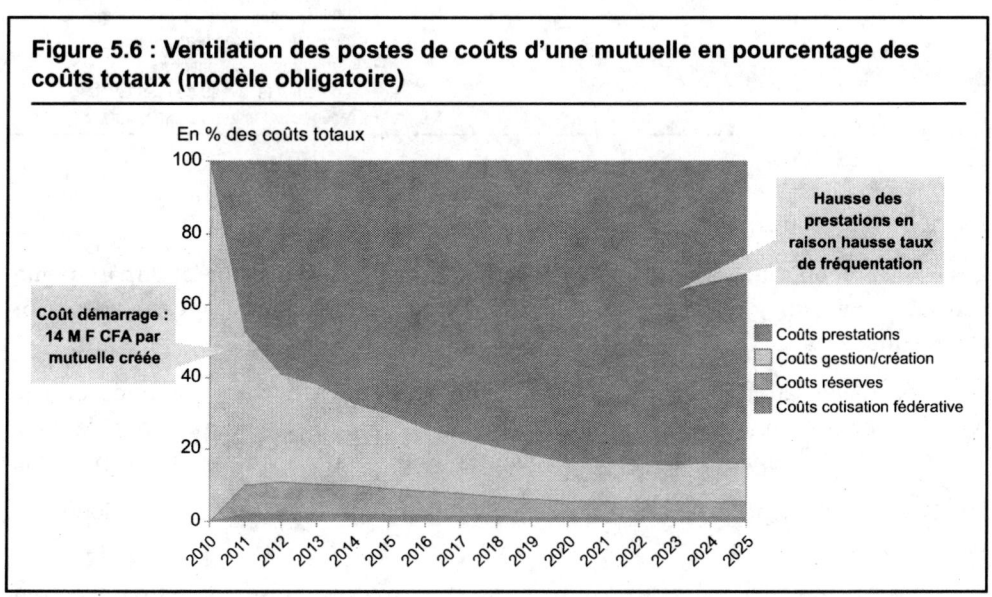

Figure 5.6 : Ventilation des postes de coûts d'une mutuelle en pourcentage des coûts totaux (modèle obligatoire)

Source : Analyses BCG.
Note : C'est le modèle obligatoire qui a été utilisé ici, mais le profil du modèle volontaire est similaire.

Soutien aux mutuelles après la phase de création

Une fois les mutuelles créées, il est également possible pour les pouvoirs publics et pour les PTF de soutenir les activités de celles-ci en faisant face aux différents besoins d'ajustement. Une analyse des mutuelles existantes permettra de dégager des bonnes pratiques déjà éprouvées sur cette problématique. Deux grands types de subvention sont possibles :

- ▓ *Subventionner l'équilibre technique* :
  - Subvention d'exploitation ;
  - Complément de cotisation/bénéficiaire ;
  - Prise en charge d'une partie des risques/populations.
- ▓ *Subventionner les coûts de gestion* :
  - Au niveau fédéral ;
  - Au niveau de chaque mutuelle ;
  - Coûts de réassurance/réserve.

Il convient, par rapport à ces différentes possibilités, d'éviter de créer des charges insoutenables pour les finances publiques et de préserver l'autonomie et la pérennité des mutuelles.

Tableau 5.1 : Ajustements nécessaires des mutuelles au cours de leur cycle de vie

Étapes du développement	Besoins d'ajustement à ISO-modèle	Leviers de compensation mobilisables
Phase de démarrage	1,4 Md de F CFA/an	• Subventionner la création de mutuelles
Phase de croissance	4-18 Mds de F CFA/an	• Diminuer les coûts de gestion • Subventionner certains coûts de gestion • Couvrir les frais de réassurance • Augmenter les cotisations • Augmenter le niveau de co-paiement • Renégocier les tarifs des prestataires
Phase de maturité	3-30 Mds de F CFA/an	• Diminuer les coûts de gestion • Subventionner certains coûts de gestion • Couvrir les frais de réassurance • Augmenter les cotisations • Augmenter le niveau de co-paiement • Renégocier les tarifs des prestataires

Source : Analyses BCG.

Parcours de soins

Les leviers mobilisables s'agissant du parcours de soins relèvent pour la plupart de mesures de moyen/long-terme de sensibilisation et de modification progressive des habitudes culturelles :

- ▓ Sensibilisation des populations au référencement entre médecine traditionnelle et conventionnelle (en utilisant la radio, les communicateurs traditionnels, etc.) ;
- ▓ Meilleur respect de l'interdiction pour les tradi-praticiens de faire de la publicité.

Il est également proposé d'agir sur l'articulation des secteurs traditionnel et conventionnel :

- ▓ Formation des tradi-thérapeutes au recours aux structures de santé conventionnelle ;

- Formation des médecins conventionnels au référencement avec les tradi-praticiens.

Enfin, il est important d'appuyer la structuration des tradi-praticiens, notamment en intégrant un référent au sein de la DNS, en complément du rôle que joue l'INRSP sur la dimension recherche.

6. Proposition opérationnelle de gouvernance

Les éléments décrits ci-dessous sont l'ébauche d'une structure de gouvernance reflétant les recommandations partagées par les participants des séminaires :

- Comité de dialogue et de concertation public/privé ;
- Cellule partenariats public/privé ;
- Conseiller technique en charge du secteur privé.

Contrairement au principe de la création d'un comité de dialogue et de concertation, les propositions n'ont pas été validées en tant que telles et figurent à titre indicatif.

Comité de dialogue et de concertation public/privé

Le comité de dialogue et de concertation public/privé est co-présidé par un représentant de l'État et un représentant du secteur privé. Il rassemble 15 représentants des secteurs privé et public répartis comme suit :

- Ministère de la Santé : 5 (DNS, DPM, DAF, Inspection, CPS) ;
- Ministère de l'Enseignement supérieur : 1 ;
- Ministère du Développement social : 1 ;
- Secrétariat général du gouvernement : 1 ;
- Secteur privé : 7 (l'objectif est de représenter le privé lucratif et non lucratif et l'ensemble des filières : formation, soins, assurance santé, médicaments).

Les représentants sont désignés pour quatre ans. Le secrétariat du comité sera assuré par un conseiller technique auprès du ministre de la Santé (par exemple le conseiller chargé du secteur privé).

Le comité de dialogue et de concertation public/privé rédige un rapport annuel sur ses activités, transmis au Ministre et à l'ensemble de son cabinet sous couvert du conseiller technique chargé du secteur privé (rattaché au secrétaire général).

Le comité de dialogue et de concertation public/privé se réunit tous les deux mois. Il peut exceptionnellement être convoqué à la demande d'un tiers de ses membres et doit se réunir dans un délai de dix jours.

Le rôle du comité est :

- D'assurer un suivi de la mise en œuvre du plan d'action résultant de l'étude sur le secteur privé et de faire évoluer ce document ;
- D'examiner tout autre sujet ayant trait aux relations entre le secteur public et le secteur privé, qu'un de ses membres souhaiterait inscrire à l'ordre du jour (par l'entremise du secrétariat).

Le comité peut créer des commissions thématiques à composition ad-hoc et assurera le suivi de leurs travaux. Les commissions thématiques doivent remettre leurs conclusions dans un délai de six mois, ce afin d'assurer un cycle d'instruction court. À titre d'illustration, les commissions ci-après ont d'ores et déjà été proposées, qui devront permettre d'instruire des problématiques clés pour le renforcement du partenariat public/privé (voir figure 6.1) :

- *Commission accompagnement du secteur privé* regroupant (outre les membres du comité plénier) les PTF, les ordres, l'API, le ministère des Finances, le ministère de l'Économie, des représentants des établissements bancaires de microfinance. Elle traitera des questions d'accès au financement et de régime fiscal.
- *Commission de formation des personnels de santé* regroupant (outre les membres du comité plénier) des représentants du ministère de l'Enseignement supérieur, du ministère de la Santé, des structures sanitaires privées et publiques et des écoles de formation. Elle traitera des questions suivantes : association de l'école privée de médecine au *numerus clausus* de la FMPOS, création d'un concours pour les TSS/TS, création d'un examen d'entrée en amont de l'inscription dans les écoles de formation, modalités de l'association du secteur privé à l'organisation des concours et examens et à la fixation du *numerus clausus* et des postes ouverts au concours pour les TSS/TS.
- *Commission de catégorisation des établissements sanitaires* regroupant (outre les membres du comité plénier) l'ensemble des ordres, afin de proposer une évolution des textes sur les catégories d'établissements sanitaires.

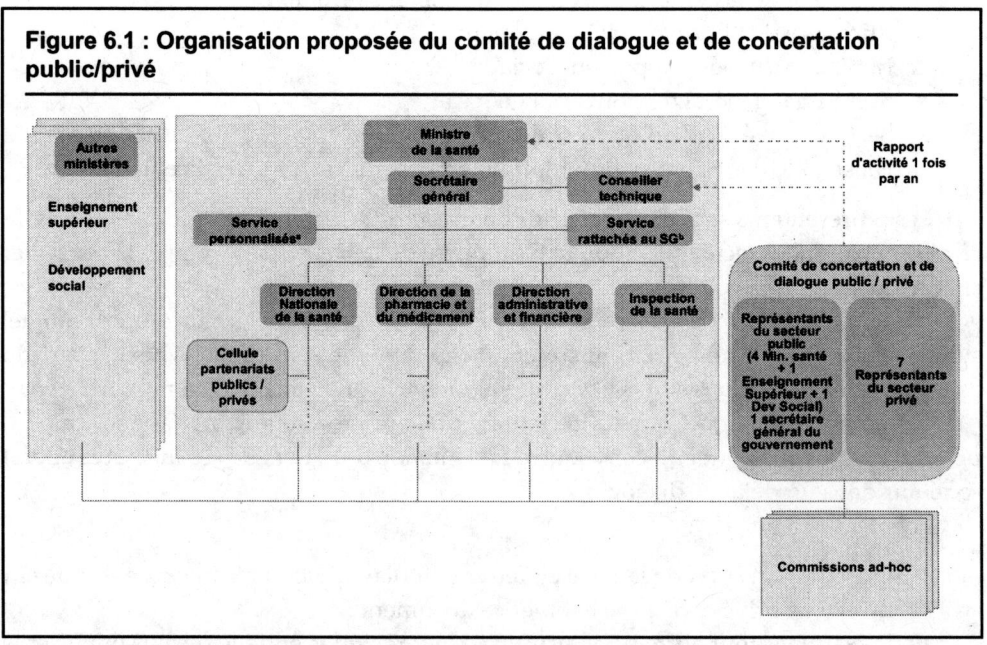

Figure 6.1 : Organisation proposée du comité de dialogue et de concertation public/privé

Source : Recommandations des participants au séminaire, analyses BCG.
Note : Représentation simplifiée ; Intégration de la DRH conditionnée à sa fonctionnalisation, Les services personnalisés comprennent EPA, EPHs, EPICS, EPST et Sociétés d'Etat. Les services rattachés au SG regroupent CPS, CEPRIS, CNIECS, PNLP et CADD-MS.

Cellule partenariats publics/privés

Cette cellule, qui pourrait être abritée au sein de la Division des équipements sanitaires et de la réglementation (DESR) de la DNS a en charge l'appui à la mise en place de partenariats entre entités publiques et privées. Elle apporte son expertise afin de :

- Proposer des contrats types aux différentes parties en fonction des objectifs recherchés ;
- Définir les moyens nécessaires de suivi de ces contrats pour la puissance publique.

Elle jouera un rôle clé dans le cadre de la contractualisation public/privé proposée dans les domaines :

- Du partage des équipements et spécialités à l'échelle de l'aire de santé ;
- De la participation du secteur privé aux activités de vaccination ;
- De la participation du secteur privé aux activités de formation ;
- De l'accompagnement de la médicalisation des CSCOM (convention État/FENASCOM/ONG) ;
- De l'intensification des programmes de mobilisation sociale autour des mutuelles.

Recours à un conseiller technique pour les questions relatives au secteur privé

Il est essentiel d'ancrer les questions relatives au secteur privé et à la mise en œuvre du plan d'action proposé au plus près :

- De l'échelon de décision et d'impulsion politique ;
- De l'échelon de coordination et d'opérationnalisation du secrétaire général.

Il est par conséquent proposé de confier à l'un des conseillers techniques auprès du ministre/secrétaire général le soin de suivre ces problématiques. Ce même conseiller, choisi par le ministre/secrétaire général, assurerait le secrétariat du comité de dialogue et de concertation public/privé.

Il est important que l'ensemble des parties prenantes, et notamment les acteurs du secteur privé, peu familiers avec la répartition des rôles au sein de l'organigramme du ministère de la Santé, puissent identifier aisément ce conseiller technique comme leur point de contact au sein du cabinet.

7. Plan d'action conjoint secteur public/secteur privé

Le plan d'action conjoint secteur public/secteur privé a été validé par le ministère de la Santé et les participants au séminaire du 15 mars 2010 à Bamako, en présence de son Excellence M. Oumar Ibrahima Touré, ministre de la Santé du Mali.

Ce plan d'action (voir tableau 7.1) couvre les enjeux clés du système de santé privé au Mali et répond aux objectifs suivants :

- Renforcement du partenariat et du dialogue entre les secteurs public et privé
- Création/révision des textes normatifs et renforcement des mécanismes d'application

- Renforcement de la politique de formation
- Lutte contre le médicament par terre
- Incitations à une meilleure qualité/distribution du secteur privé
- Consolidation de la santé rurale et communautaire
- Expansion volontaire des mutuelles.

Les activités évoquées dans le plan d'action présentent différents niveaux de maturité technique et politique. Ces différences (« engager la mise en œuvre » vs. « discussion à poursuivre ») sont décrites dans le plan d'action.

Parmi les orientations définies lors du séminaire, les éléments suivants méritent d'être soulignés :

- Création d'un comité de dialogue et de concertation public/privé et création d'une structure représentant l'ensemble du secteur privé
- Révision des conditions d'autorisation des écoles de formation, ainsi que des grossistes en médicaments
- Affirmation du monopole de l'État sur la distribution des diplômes de santé
- Encouragement à la mise en commun des moyens des écoles privées et publiques
- Augmentation des capacités de formation pour les médecins et pharmaciens en associant le secteur privé
- Création au sein des associations et syndicats d'un guichet spécifique pour mieux faire connaître les avantages en vigueur et le régime fiscal
- Meilleur accès aux financements pour les professionnels en installation, au travers de prise de garantie partielle des financements bancaires et d'autres outils d'ingénierie financière
- Introduction d'incitations fiscales ciblées sur installation en régions, dans le cadre ou en complément du code de l'investissement
- Renforcement de la capacité de gestion des ASACO/CSCOM grâce à un appui aux programmes de formation continue et aux efforts de gouvernance et l'apport d'une aide extérieure
- Soutien initial au passage à l'échelle de l'UTM pour accompagner l'expansion de la couverture dans le contexte des initiatives sur l'extension de la couverture maladie
- Soutien aux activités de mobilisation sociale et subventionnement de la création rapide de mutuelles.

Perspectives d'approfondissement

Un certain nombre de leviers ont été identifiés comme devant faire l'objet de discussions complémentaires :

- Création d'un médiateur du secteur privé afin d'améliorer l'application des textes existants et d'offrir un mécanisme de recours non juridictionnel au secteur privé pour les situations de mauvaise administration ;

- Ouverture d'une réflexion sur les règles de zonage pour les médecins du secteur privé commercial ;
- Obtention d'un engagement politique au plus haut niveau sur la lutte contre le médicament par terre en contrepartie d'un accord concerté sur l'accessibilité aux médicaments et aux soins ;
- Réorientation des subventions apportées vers les besoins réels des CSCOM et selon leur situation spécifique.

Par ailleurs, à plus court terme, la poursuite de l'effort de structuration engagé par le secteur privé constitue, avec la mise en place corollaire d'une structure transitoire préfigurant le comité de dialogue et de concertation public/privé, un chantier d'approfondissement prioritaire. Ce levier, validé par tous les acteurs, facilitera, voire conditionnera, la mise en œuvre de nombreux autres axes d'amélioration.

Enfin, d'un point de vue statistique, les données disponibles offrent de nombreux enseignements mais apparaissent insuffisamment exploitées. De ce point de vue, il semble particulièrement opportun pour les autorités maliennes :

- De consolider les données démographiques disponibles en réconciliant les fichiers des membres des ordres professionnels (stock des médecins et pharmaciens en activité) et les éléments de la FMPOS sur le flux de diplômés depuis la création de la Faculté de médecine. Ces éléments rapprochés permettent en effet de préciser le nombre de professionnels de la santé au Mali, aujourd'hui estimé presque exclusivement à partir des données de la fonction publique ;
- De suivre plus précisément l'évolution des CSCOM qui est jusqu'à présent essentiellement appréhendée à travers leur volume d'activité et leur plateau technique (sur la base des critères de viabilité initiaux). Or, les fichiers bilans C émanant des CSREF sont manifestement sous-exploités par le ministère de la Santé et la FENASCOM. Moyennant un travail de nettoyage important et une évolution partielle de leur architecture, ces fichiers constituent une bonne base d'analyse et de pilotage d'une politique différenciée de soutien aux CSCOM, permettant notamment de les segmenter selon leurs caractéristiques de départ (bassin de population, etc.) et leur santé financière.

On notera enfin qu'il existe certains angles morts statistiques. D'une façon générale, peu de données existent sur le secteur privé, en raison notamment de la répugnance des acteurs privés à remonter des informations vers les autorités. Le secteur de la formation est particulièrement mal renseigné. L'opérationnalisation de la DRH devrait être de nature à combler cette lacune.

Tableau 7.1 : Plan d'action

Item	Activités	Actions	Pilote	Validation	Echéances
Renforcement du partenariat et du dialogue entre les secteurs public et privé					
1	Création d'un comité de dialogue et de concertation public/privé	Texte de création du comité de dialogue et de concertation public/privé Nomination des représentants de l'administration et du secteur privé	CPS et secteur privé	Engager la mise en œuvre	Septembre 2010
2	Création d'une structure transitoire préfigurant le comité de dialogue	Définition conjointe du *modus operandi* du comité de dialogue Désignation par le secteur privé et l'administration de leurs représentants temporaires	CPS et secteur privé	Engager la mise en œuvre	Mars à septembre 2010
3	Meilleure intégration dans le PRODESS du secteur privé commercial	Révision du décret n° 01 – 115 fixant la composition des organes de suivi du PRODESS	SG ministère de la Santé	Engager la mise en œuvre	2e semestre 2010
4	Création d'une structure représentant l'ensemble du secteur privé	Finalisation des discussions au sein du secteur privé sur sa structuration efficace et adoption des statuts de la structure reconnue Estimation des moyens nécessaires (humains et financiers), notamment à la communication entre ses composantes à Bamako et en région Recherche de financements	Secteur privé	Engager la mise en œuvre	Juin 2010
5	Définition d'une politique nationale de renforcement du partenariat public / privé	Engagement au sein du comité de dialogue et de sa structure de préfiguration des discussions autour d'un projet de document politique	SG ministère de la Santé	Engager la mise en œuvre	1er trimestre 2011

Source : Séminaire BCG du 15 mars 2010.
Note : Ces plans d'action ont été validés par le ministère de la Santé et les participants du séminaire du 15 mars 2010.

Tableau 7.1 : Plan d'action *(suite)*					
Item	**Activités**	**Actions**	**Pilote**	**Validation**	**Echéances**
Renforcement du partenariat et du dialogue entre les secteurs public et privé (suite)					
6	Mise en place de partenariats public / privé : renforcement de la DESR (DNS) et création d'une section dédiée au PPP	Réorganisation de la DESR de façon à la rapprocher du secteur privé	DESR (DNS)	Engager la mise en œuvre	Juillet 2010
7	Mise en place de partenariats public/privé : création de conventions PPP modèles • Partage des équipements et spécialités sur un territoire donné • Participation aux activités de formation • Participation aux examens/labo • Participation aux activités de vaccination	Préparation des contrats-types Adoption des textes réglementaires éventuellement nécessaires	DESR (DNS)	Engager la mise en œuvre	Mars à décembre 2010
Création/révision des textes normatifs et renforcement des mécanismes d'application					
8	Révision des conditions d'autorisation des écoles de formation	Modification des textes avec introduction d'une période de mise en conformité Renforcement des mécanismes de coordination entre les ministères de la Santé et de l'Éducation	Ministères de la Santé et de l'Éducation	Engager la mise en œuvre	1er trimestre 2011
9	Révision des conditions d'autorisation des grossistes en médicaments	Modification des textes avec introduction d'une période de mise en conformité	DPM et IS	Engager la mise en œuvre	Mars à septembre 2010
10	Réflexion sur le renforcement des mécanismes d'accréditation/qualité AMO	Établissement conjoint des critères de qualité à respecter pour les établissements publics/privés conventionnés AMO	DNPSS, DNS	Engager la mise en œuvre	Mars 2010 à juin 2011
11	Renforcement des capacités d'autorégulation des ordres professionnels	Révision des textes encadrant les pouvoirs de sanction des ordres et les règlements intérieurs Identification des moyens nécessaires au renforcement des moyens administratifs et de communication des ordres Recherche de financements	Ordres	Engager la mise en œuvre	Septembre 2010
12	Création d'un médiateur du secteur privé	Réflexion à poursuivre dans le cadre du comité du dialogue	SG ministère de la Santé	Discussion à poursuivre	1er trimestre 2011

Item	Activités	Actions	Pilote	Validation	Echéances
Tableau 7.1 : Plan d'action *(suite)*					
Renforcement de la politique de formation					
13	Renforcement des outils de contingentement des effectifs formés et réflexion sur le zonage	Préparation d'une convention associant l'école privée de médecine au *numerus clausus* et engagement des négociations Engagement d'une réflexion sur la création d'un concours pour les TSS/TS *d'État* Engagement d'une réflexion sur la création d'un examen d'entrée en amont de l'inscription dans les écoles de formation	Ministères de la Santé, de l'Éducation et INFSS	Discussions à poursuivre sur les besoins et ressources	6 à 12 mois
14	Affirmation du monopole de l'État sur la distribution des diplômes de santé	Modification de l'article 17 de la loi n°94-032 portant statut de l'enseignement privé	DRH du ministère de la Santé et ministère de l'Éducation	Engager la mise en œuvre	6 à 12 mois
15	Encouragement à la mise en commun des moyens des écoles privées et publiques	Définition des besoins et des ressources disponibles Préparation d'une convention type de partage	Association des écoles privées	Engager la mise en œuvre	6 à 12 mois
16	Augmentation des capacités de formation pour les médecins et pharmaciens en associant le secteur privé	Définition de la contribution que pourrait apporter le secteur privé Préparation d'une convention type	Ministères de la Santé et de l'Éducation	Engager la mise en œuvre	6 à 12 mois
17	Adéquation de la formation et des nouvelles conditions d'exercice des professionnels de la santé	Recensement des besoins précis des professionnels de la santé Évolution des maquettes pédagogiques de la FMPOS Définition des objectifs et identification des besoins de support des ordres pour organiser la formation continue Identification et recherche des financements nécessaires	DRH du ministère de la Santé	Engager la mise en œuvre	6 à 12 mois
Lutte contre le médicament par terre					
18	Obtention d'un engagement politique au plus haut niveau en contrepartie d'un accord concerté sur l'accessibilité aux médicaments et aux soins	Évocation de la problématique au niveau de la Primature et de la Présidence de la République	SG ministère de la Santé	Discussion à poursuivre	12 à 24 mois
19	Intensification des campagnes de sensibilisation autour de la dangerosité de la contrefaçon et y associer l'ensemble des acteurs publics et privés du système des soins de santé	Évaluation de l'efficacité des campagnes précédentes Association de l'ensemble de la profession à la définition d'une nouvelle campagne	CNIECS	Engager la mise en œuvre	6 à 12 mois

Item	Activités	Actions	Pilote	Validation	Echéances
Tableau 7.1 : Plan d'action *(suite)*					
Incitations à une meilleure qualité/distribution du secteur privé					
20	Création au sein des associations et syndicats d'un guichet spécifique pour mieux faire connaître les avantages en vigueur et le régime fiscal	Identification d'une personne ressource au sein de chaque ordre/association-syndicat Préparation de documents d'information	Association/ syndicat ou ordres (à déterminer)	Engager la mise en œuvre	6 à 12 mois
21	Meilleur accès aux financements pour les professionnels en installation Prise de garantie partielle des financements bancaires Autres outils d'ingénierie financière (prises de participation, etc.)	Analyse détaillée des besoins et des modalités des mécanismes envisagés Engagement des discussions avec les établissements bancaires Mise en place	Association et syndicat professionnel	Engager la mise en œuvre	6 à 12 mois
Incitations à une meilleure qualité/distribution du secteur privé (suite)					
22	Introduction d'incitations fiscales ciblées sur installation en régions, dans le cadre ou en complément du code de l'investissement	Analyse des mécanismes existants et de l'éligibilité des différentes filières Préparation des textes amendant le code de l'investissement ou des textes ad hoc pour les filières non-éligibles	DNS et API	Engager la mise en œuvre	6 à 12 mois
23	Ouverture d'une réflexion sur les règles de zonage pour les médecins privés	Poursuite des analyses sur les tendances démographiques et la capacité d'absorption Engagement de la réflexion sur les mécanismes éventuels de zonage	Association	Discussion à poursuivre	6 à 12 mois
Consolidation de la santé rurale et communautaire					
24	Renforcement de la capacité de gestion des ASACO/CSCOM Appui aux programmes de formation continue et aux efforts de gouvernance Apport d'une aide extérieure	Définition des objectifs et identification des besoins de support pour les ASACO Identification et recherche des financements nécessaires Préparation et lancement de l'appel d'offres Planification et déploiement	FENASCOM	Engager la mise en œuvre	6 à 12 mois

Tableau 7.1 : Plan d'action *(suite)*

Consolidation de la santé rurale et communautaire (suite)

Item	Activités	Actions	Pilote	Validation	Echéances
25	Réorientation des subventions apportées vers les besoins réels des CSCOM et selon leur situation spécifique Retirer progressivement les personnels mis à disposition dont la présence n'est pas justifiée par le niveau d'activités du CSCOM Réorienter l'appui/conseil de l'État sur l'audit de leur pérennité financière Moduler les soutiens apportés aux CSCOM selon leurs situations spécifiques	Préparation d'un état des lieux des subventions allouées dans chaque aire de santé Préparation de bonnes pratiques/orientations pour l'État, les collectivités territoriales et les ONG Redéploiement des personnels mis à disposition	Ministère de la Santé et MATCL	Discussion à poursuivre	12 mois
26	Développement de l'offre médicale en milieu rural Estimation impact/durabilité des programmes d'accompagnement des réseaux de soins ruraux et de médicalisation des CSCOM	Définition des objectifs et identification des besoins de support Identification et recherche des financements nécessaires Préparation et lancement de l'appel d'offres Planification et déploiement	AMC/Santé Sud et FENASCOM	Engager la mise en œuvre	6 à 12 mois
Expansion volontaire des mutuelles					
27	Soutien initial au passage à l'échelle de l'UTM pour accompagner l'expansion de la couverture dans le contexte des initiatives sur l'extension de la couverture maladie	Définition des objectifs et identification des besoins de support Identification et recherche des financements nécessaires	SG ministère du Développement social	Engager la mise en œuvre	12 à 24 mois
28	Soutien aux activités de mobilisation sociale et subventionnement de la création rapide de mutuelles	Définition des objectifs et identification des besoins de support Identification et recherche des financements nécessaires Préparation et lancement de l'appel d'offres Formation des équipes de mobilisation sociale Planification et déploiement	SG ministère du Développement social	Engager la mise en œuvre	12 à 24 mois
29	Examen sur la base des mutuelles existantes des meilleurs moyens de soutenir les mutuelles après la phase de création	Analyse des leçons à tirer des mutuelles existantes Définition des objectifs et identification des besoins de support (équilibre technique, gestion, etc.)	SG ministère du Développement social	Engager la mise en œuvre	3 à 6 mois

Notes

1. Dans le cadre de l'initiative « Santé en Afrique ».

2. Source : carte sanitaire, DNS, CPS, analyses BCG.

3. Association de santé communautaire de Banconi, quartier de Bamako, dans la Commune II.

4. Division administrative regroupant en principe de 5 000 à 10 000 habitants dans un rayon de 15 km.

5. Activités de soins curatifs, préventives, et promotionnelles et sociales que doit fournir le CSCOM.

6. Analyse en composantes principales réalisée à partir de l'enquête sur le comportement de soins des populations et basée sur les moyennes obtenues par chaque prestataire pour chaque critère (en excluant le soigneur ambulant de l'étude, les projections ont été faites sur les composantes 1 et 3).

7. 300 000 F CFA pour les élèves étrangers (source : décanat FMPOS).

8. Sages-femmes d'État, infirmières d'État, techniciens labo pharmacie, techniciens d'assainissement.

9. Infirmière obstétricienne, technicien de santé publique, technicien de laboratoire et de pharmacie.

10. Soit une consultation par épisode morbide avec une hypothèse de taux de morbidité de 120 %.

11. Ce taux est probablement sous-déclaré dans les résultats de l'enquête d'opinion.

12. La création d'un Ordre des infirmiers et d'un Ordre des chirurgiens dentistes est à l'étude.

13. Sans souci d'exhaustivité.

14. Sans souci d'exhaustivité.

15. Il est à noter que malgré ce régime de prix libres, le montant des marges des grossistes et des détaillants est fixé par consensus des acteurs de la filière.

16. Sans souci d'exhaustivité.

17. Estimations faites sur la base d'une collecte de données réalisées auprès d'un groupe de professionnels de la santé des secteurs public et privé.

18. Taux de fréquentation des mutualistes quatre fois supérieur à la moyenne au Ghana en 2006 ; au Rwanda, les bénéficiaires des mutuelles ont un accès aux services conventionnels de santé deux fois plus élevé que les non-bénéficiaires en 2005.

19. Analyse en composantes principales sur les dimensions d'évaluation des différents prestataires.

20. Qui aura pour bénéfice indirect de contribuer à fixer les personnels dans les régions.

21. ONG Santé Sud en partenariat avec l'Association des médecins de campagne.

22. Des premières discussions ont eu lieu avec la Bank of Africa à ce sujet, qui a fait part de son intérêt de principe à participer à un mécanisme de ce type.

23. L'éligibilité des pharmaciens est sujette à caution car ils pourraient être assimilés à des commerçants.

Annexes

A. Approche méthodologique

B. Approche projet

C. Termes de référencé du Comité de suivi de l'étude

D. Questionnaire de l'enquête réalisée auprès des ménages maliens sur leur comportement en matière de santé

E. Méthode d'échantillonnage de l'enquête réalisée auprès des ménages maliens sur leur comportement en matière de santé

F. Partage des éléments de ce rapport avec les parties prenantes

A. Approche méthodologique

Données primaires et modélisation

Les données primaires préexistantes rassemblées au cours du projet sont de quatre types :

- *Données démographiques* : nombre d'élèves diplômés de la Faculté de médecine depuis sa création, annuaires des ordres professionnels, chiffres du ministère de la Santé sur la répartition de ses effectifs par corps ;
- *Données relatives aux CSCOM* : fichiers dits « Bilan C » consolidés par la CPS Santé et renseignés par les CSREF (Centre de santé de référence) sur la base d'une enquête auprès des ASACO ;
- *Données relatives aux mutuelles* : chiffres clés sur le mouvement mutualiste établis par le ministère du Développement social et données de l'UTM sur le paquet de bénéfices proposé dans le cadre de son produit « Assurance maladie volontaire » (AMV) ;
- *Études macroéconomiques* : enquêtes démographies santé et comptes nationaux de la santé.

La qualité de ces données est variable, et chacune de ces bases a fait l'objet d'un travail de mise à jour et de consolidation :

- *Données démographiques* : il n'existe que peu de données sur le nombre total de médecins (et autres professions touchant la santé) en exercice au Mali, et les lacunes sont particulièrement importantes s'agissant du secteur privé. Les annuaires des ordres sont incomplets et ne donnent pas une vision claire de leur répartition sur le territoire. La méthode retenue a consisté à reconstituer le nombre de médecins et de pharmaciens privés en activité à partir du flux de formation de la Faculté de médecine, et à projeter leur répartition sur le territoire à partir d'hypothèses dérivées de la répartition des structures publiques (voir détails à l'annexe B). Ces données permettent dans un second temps d'approcher le nombre de structures sanitaires privées dans les différentes régions en partant d'hypothèses sur le nombre moyen de professionnels travaillant dans les cabinets et cliniques. La fiabilité de ces éléments a ensuite été testée à partir d'observations sur le terrain et d'entretiens avec les professionnels ;
- *Données relatives aux CSCOM* : la méthodologie adoptée repose largement sur la modélisation financière d'un CSCOM moyen et sur la simulation des effets macroéconomiques des politiques de soutien à ces structures, en particulier sur le taux de contact. Les données tirées des fichiers Bilan C ont été mises à jour (suppression des fichiers trop incomplets présentant des erreurs manifestes de saisie ou des incohérences) puis compilées dans une base rassemblant les éléments directement utiles à la construction d'un modèle. Un profil type de CSCOM a été déduit de cette base de données (montant de subventions reçues, personnel en activité, taux de contact, etc.) ainsi qu'une typologie des différents types de CSCOM. Ces éléments, notamment financiers, ont été confrontés aux comptes d'exploitation réels d'un échantillon de CSCOM (pour déterminer notamment les recettes et les coûts moyens d'un CSCOM) et affinés lors des visites effectuées sur le terrain. Des calculs de corrélation ont également pu être faits sur cette base pour déterminer le lien entre les résultats financiers et sanitaires enre-

gistrés et les différents types de soutien apportés (impact de la médicalisation, impact de l'apport de personnels non-qualifiés, etc.) ;

▪ *Données relatives aux mutuelles* : les données ayant trait au mouvement mutualiste dans son ensemble sont relativement solides (source : ministère du Développement social) et n'ont pas fait l'objet d'un travail spécifique de retraitement. La construction du modèle de développement des mutuelles rurales s'est faite en utilisant pour base microéconomique le produit AMV proposé par l'UTM (en revoyant légèrement le paquet de bénéfices et le coût de l'assurance à la baisse pour répondre aux attentes des populations rurales). Un travail d'estimation du coût de démarrage et de l'exploitation d'une mutuelle rurale avait déjà été effectué par l'UTM et a permis de schématiser l'équilibre financier d'un tel produit au fur et à mesure de son expansion. De la même façon, des données existaient sur l'impact de l'adhésion à une mutuelle sur les comportements de soins des bénéficiaires (taux de contact) ;

▪ *Études macroéconomiques* : les études disponibles reposant sur des méthodologies différentes, un travail de réconciliation a été effectué afin d'approcher les grandes masses du financement de la santé au Mali. Ces données ont été triangulées avec une estimation du chiffre d'affaires des structures sanitaires privées et publiques réalisée à partir des taux de contact par structure (données disponibles pour une partie des structures publiques et reconstituées à partir d'un nombre moyen de consultations par jour pour les structures privées) et du prix moyen des différentes prestations. S'agissant du cas particulier des dépenses de médicaments, le chiffre d'affaires total de la filière a été calculé à partir des données fournies par les principaux grossistes et des marges appliquées tout au long de la chaîne de valeur. L'écart entre le chiffre d'affaires des pharmacies et l'estimation des dépenses en médicaments a permis d'estimer le volume du commerce illégal des médicaments.

Enquête d'opinion sur les comportements des Maliens vis-à-vis du système

Des soins de santé

Afin de combler certaines lacunes dans la documentation disponible, une étude d'opinion a été mandatée par le BCG et réalisée par le bureau d'études RESADE. Cette enquête a été réalisée auprès de 1 050 ménages. Elle a porté sur un échantillon composé de trois capitales régionales et le district de Bamako, huit cercles, 40 communes (voir détails techniques à l'annexe D).

L'objectif était à la fois de :

▪ mesurer l'itinéraire thérapeutique des Maliens, pour mieux comprendre les comportements de refus de soins, le temps écoulé avant de solliciter des services de soins de santé, et les rôles respectifs de la médecine traditionnelle et des structures privées et publiques ;

▪ comprendre qui décide, au sein des ménages maliens, au cours de cet itinéraire, du recours aux soins et prend en charge les frais occasionnés ;

▪ mesurer le coût et le temps d'attente des différentes structures ;

▪ évaluer les critères de choix de tel ou tel prestataire : confiance, proximité, coût, expertise ;

▪ classer les différents prestataires selon l'appréciation portée a posteriori par les patients sur leurs prestations : efficacité, distance, prix, disponibilité des médicaments, compétences, éthique, propreté, qualité de l'équipement.

Cette étude a notamment permis de dégager les enseignements suivants :

- Le taux de recours à des conseils est de 42 % (41 % pour le recours aux structures conventionnelles, hypothèse de 1 % pour le recours aux tradi-praticiens) ;
- Le taux de renoncement aux soins est de 63 % ;
- Le taux d'automédication est de 15 % (8 % pour le recours aux herboristeries traditionnelles, 7 % pour le recours aux médicaments modernes) ;
- Le choix de recours aux soins est exercé par le chef de famille ou un membre de la famille dans 90 % des cas ;
- Les critères jugés les plus importants dans le choix du prestataire sont l'efficacité des soins en vue de la guérison, la compétence du personnel et la qualité d'accueil et d'écoute. Sur la totalité des critères évalués, les CSCOM et les CSREF sont les structures les mieux évaluées.

Plusieurs autres éléments mis en évidence par cette enquête figurent dans les sections suivantes du présent rapport.

Factualisation des éléments présentés dans ce rapport

Le présent rapport, en exposant les constats de la situation actuelle, fait la distinction entre :

- Les éléments de diagnostic objectifs (appuyés sur des faits et quantifiés) ;
- Les sentiments et impressions subjectifs exprimés par une partie des acteurs (lorsque ces sentiments orientent le comportement des acteurs, ils ont ou peuvent avoir un impact important sur le système des soins de santé).

S'agissant des éléments objectifs, les méthodes de factualisation proposées par le BCG ont été validées par le comité de suivi lors de ses différentes réunions. Il s'est agi selon les cas de figure de :

- Rassembler des données primaires (par exemple : enquête d'opinion sur les parcours de soins) ;
- Exploiter des bases de données existantes ou recomposées (par exemple : analyses réalisées sur les CSCOM) ;
- Construire des modèles économiques à partir d'hypothèses validées avec les acteurs et des éléments factuels existants (par exemple : scénarios construits sur les CSCOM et les mutuelles) ;
- Collecter (à défaut d'autres méthodes de factualisation) des données auprès d'un groupe de professionnels de la santé (par exemple : temps moyen d'obtention de l'agrément/licence).

Les conclusions condensées dans le présent rapport ont été communiquées à Bamako à plus de 60 parties prenantes à l'occasion de séminaires organisés du 13 au 14 août 2009 ; du 26 au 28 octobre 2009 et le 15 mars 2010 ; lors de rencontres régulières du comité de pilotage du projet et lors de la réunion du cabinet élargi le 16 novembre 1009.

Outre ces réunions officielles, l'équipe de BCG a eu de nombreux échanges informels (plus de 100 entretiens) avec les acteurs du système de santé malien.

Méthodologie et principaux résultats du chantier analytique

Durant l'exécution du projet, différentes méthodologies ont été utilisées pour collecter, compléter, vérifier et analyser les données ainsi que différents choix de modèles, qui sont décrits ci-après.

Taux de contact par structures sanitaires

Les taux de contact pour les structures publiques sont disponibles à la CPS. Pour calculer ces données pour le secteur privé, la méthode retenue a consisté à évaluer le nombre de patients fréquentant chaque jour un cabinet et une clinique et à multiplier ce chiffre par le nombre estimé de cabinets/cliniques.

Tableau A.1 : Taux de contact par structures sanitaires

	Taux de contact	Nombre de contacts (M)
Taux de contact CSCOM[1]	0,23	3,0
Taux de contact structures publiques	0,08	1,1
Taux de contact CSREF[2]	*0,03*	*0,4*
Taux de contact EPH[3]	*0,05*	*0,7*
Taux de contact structures privées commerciales	0,10	1,4
Taux de contact cabinet[4]	*0,07*	*0,9*
Taux de contact clinique[4]	*0,04*	*0,5*

Source : 1. Base de données des fichiers bilan C ; 2. SLIS ; 3. Annuaire statistique des hôpitaux ; 4. Hypothèses de fréquentation moyenne des cabinets (10 patients/jour) et cliniques (20 patients/jour) et hypothèses sur le nombre de cabinets (250) et cliniques (70).

Estimation de la répartition des médecins et des structures privées par région

En l'absence de données sur la répartition des médecins privés, l'estimation réalisée repose sur l'hypothèse (validée par les différentes parties prenantes) que 70 % d'entre eux se trouvent à Bamako et que les autres se répartissent de la même façon que les médecins du secteur public (clés de répartition de la DRH sur la répartition des médecins publics par région).

Tableau A.2 : Estimation de la répartition des structures privées par région

	Nombre indicatif de cabinets	Nombre indicatif de cliniques	% de répartition
Kayes	10	2	13,74%[1]
Koulikoro	9	2	13,31%[1]
Sikasso	16	4	21,95%[1]
Ségou	15	4	21,10%[1]
Mopti	11	3	15,30%[1]
Tombouctou	4	1	5,38%[1]
Gao	5	1	7,08%[1]
Kidal	1	0	2,12%[1]
District Bamako	175	49	70%[2]
Total hors Bamako	75	21	30%[2]
Total Mali	250	70	

Source : Analyse BCG.
Note : Hypothèses : 70 % des structures privées (250 cabinets et 70 cliniques) à Bamako – La distribution à l'intérieur, hors Bamako, se fait en appliquant la même clé de répartition que pour les médecins publics (et par extension privés) à partir des chiffres de la DRH du ministère de la Santé. 1. % des structures hors Bamako. 2. % des structures sur l'ensemble du Mali.

Dépenses moyennes dans les cabinets et cliniques

Le calcul des dépenses moyennes par cabinet/clinique repose sur le calcul d'une dépense moyenne par habitant urbain (et donc sur l'hypothèse que seuls les urbains fréquentent ces établissements) à partir du chiffre d'affaires total des cabinets et des cliniques (nombre de patients par an multiplié par leur dépense moyenne multiplié par le nombre de structures). Cette dépense moyenne par urbain est ensuite pondérée en fonction d'un coefficient déterminé par le niveau de pauvreté de la région.

Tableau A.3 : Dépenses moyennes dans les cabinets et cliniques

	Dépense moyenne dans les cabinets (par hab. urbain)	Dépense moyenne dans les cliniques (par hab. urbain)
Kayes	1 590	1 818
Koulikoro	994	1 136
Sikasso	994	1 136
Ségou	994	1 136
Mopti	994	1 136
Tombouctou	1 590	1 818
Gao	1 590	1 818
Kidal	1 590	1 818
District Bamako	2 584	2 954
Total hors Bamako	1 292	1 477
Total Mali	1 988	2 272

Source : Analyses BCG.
Note : Hypothèses : Détermination d'une dépense moyenne nationale par habitant urbain (en supposant que seuls les urbains fréquentent les structures privées) à partir du ratio « CA total des cabinets-cliniques/population urbaine » - On applique ensuite à cette dépense moyenne d'une personne urbaine un coefficient selon la zone de pauvreté (0,6 en zone 1 - 0,8 en zone 2 - 1,3 en zone 3).

Estimation du nombre maximum de cabinets et cliniques supplémentaires pouvant atteindre le point mort

Le calcul de la capacité d'absorption du marché est nécessaire pour calculer, à dépense constante, combien de structures privées peuvent atteindre leur point mort, c'est-à-dire atteindre le niveau d'activité leur permettant de couvrir leurs coûts. Dans les hypothèses retenues, le point mort des cabinets et des cliniques est plus élevé à Bamako que dans les régions.

Le nombre d'habitants urbains multiplié par la dépense moyenne des habitants urbains détermine le CA potentiel total des cabinets et des cliniques. Il est alors possible de déterminer le nombre de structures que le marché peut « porter » à dépense constante, puis le nombre de structures additionnelles pouvant atteindre le point mort à partir de l'estimation du nombre actuel de structures.

Tableau A.4 : Estimation du nombre maximum de cabinets et cliniques supplémentaires pouvant atteindre le point mort

	Point mort cabinet (M)	Point mort clinique (M)	Nombre de cabinets max.	Nombre de cliniques max.	Nombre actuel de cabinets	Nombre actuel de cliniques	Nombre potentiel de cabinets supplémentaires	Nombre potentiel de cliniques supplémentaires
Kayes	12	60	45	10	10	2	35	8
Koulikoro	12	60	28	6	9	2	19	4
Sikasso	12	60	43	10	16	4	27	6
Ségou	12	60	33	7	15	4	18	3
Mopti	12	60	22	5	11	3	11	2
Tombouctou	12	60	17	4	4	1	13	3
Gao	12	60	24	5	5	1	19	4
Kidal	12	60	2	1	1	0	1	1
District Bamako	18	80	194	50	175	49	19	1
Total hors Bamako	12	60	212	49	75	21	137	28
Total Mali	16.2	74	407	98	250	70	157	28

Source : Analyses BCG.
Note : Hypothèses : Point mort pour les cabinets de 12 millions F CFA en régions et 18 millions à Bamako - point mort pour les cliniques de 60 millions F CFA en régions et 80 millions à Bamako.

Projection de l'évolution du nombre de médecins privés et publics

Les projections démographiques ont été réalisées à partir du nombre de médecins diplômés par la faculté de médecine en appliquant des hypothèses de taux de mortalité et de départ/retour à l'étranger. La répartition public/privé est estimée, à partir de 2008, selon une hypothèse de recrutements dans la fonction publique.

Tableau A.5 : Projection de l'évolution du nombre de médecins privés/publics

	Flux de médecins pivés	Stock de médecins pivés	Stock de médecins pivés	% de médecins pivés	% de médecins publics
2008	307	1 150	1 233	48,3%	51,7%
2009	285	1 395	1 276	52,2%	47,8%
2010	182	1 533	1 314	53,9%	46,1%
2011	129	1 623	1 349	54,6%	45,4%
2012	103	1 690	1 381	55,0%	45,0%
2013	100	1 749	1 411	55,4%	44,6%
2014	105	1 811	1 440	55,7%	44,3%
2015	109	1 897	1 480	56,2%	43,8%
2016	114	1 964	1 509	56,5%	43,5%
2017	119	2 045	1 543	57,0%	43,0%
2018	124	2 131	1 578	57,5%	42,5%
2019	129	2 209	1 608	57,9%	42,1%
2020	134	2 277	1 634	58,2%	41,8%

Source : Analyses BCG.
Note : Hypothèses : Projections du nombre total de diplômés jusqu'à 2014 à partir du nombre d'élèves en 1ère année et du numerus clausus en 2008, puis au-delà de 2014 en augmentant le flux de formation de 3 % chaque année. Calcul du flux de médecins rejoignant le secteur privé en partant de l'hypothèse de 50 embauches par an dans la fonction publique. Stock de médecins en activité calculé à partir des flux de formation en partant de l'hypothèse d'une durée d'activité de 30 ans et d'un taux annuel de mortalité de 1 % - hypothèses de 5 % des médecins diplômés de nationalité étrangère dont 75 % quittant le Mali.

Estimation du nombre de cabinets/cliniques pouvant ouvrir grâce à l'installation des jeunes médecins

La projection du nombre de cabinets/cliniques devant s'ouvrir dans les années à venir peut être calculée à partir des flux estimés de formation et d'hypothèses de répartition de ces futurs jeunes diplômés entre le public et le privé (et au sein du privé entre les cabinets et les cliniques, sachant qu'un cabinet regroupe en moyenne deux médecins et une clinique cinq).

Tableau A.6 : Estimation du nombre de cabinets/cliniques pouvant s'ouvrir grâce à l'installation des jeunes médecins

	Flux médecins s'installant à leur compte	Nombre de cabinets pouvant ouvrir	Nombre de cliniques pouvant ouvrir
2008	246	92	31
2009	228	86	29
2010	146	55	18
2011	103	39	13
2012	82	31	10
2013	80	30	10
2014	84	31	10
2015	87	33	11
2016	91	34	11
2017	95	36	12
2018	99	37	12
2019	103	39	13
2020	108	40	13

Source : Analyses BCG.
Note : Hypothèses : Flux de médecins s'installant à leur compte = 80 % du flux total de médecins rejoignant le secteur privé. Nombre de cabinets pouvant ouvrir = 75 % des flux de médecins s'installant à leur compte et 2 médecins par cabinet. Nombre de cliniques pouvant ouvrir = 25 % des flux de médecins s''nstallant à leur compte et 5 médecins par clinique.

Estimation des besoins de financement des cabinets et cliniques pouvant ouvrir grâce à l'installation de jeunes médecins

Tableau A.7 : Estimation des besoins de financement des cabinets et cliniques pouvant s'ouvrir grâce à l'installation des médecins

	Besoins de financements des cabinets (M)	Besoins de financements des cliniques (M)	Total besoins de financements (M)
2008	737	614	1 351
2009	684	570	1 254
2010	437	364	801
2011	310	258	568
2012	247	206	453
2013	240	200	440
2014	251	209	460
2015	262	218	480
2016	273	228	501
2017	285	238	523
2018	297	248	545
2019	310	258	568
2020	323	269	592

Source : Analyses BCG.
Note : Hypothèse : besoins de financements à l'installation de huit millions F CFA par cabinet et 20 millions F CFA par clinique.

Estimation des besoins de financement liés à l'accompagnement des médecins de campagne

Tableau A.8 : Estimation des besoins de financement liés à l'accompagnement des médecins de campagne

	Flux de médecins devenant médecin de campagne	Besoins formation médecins de campagne (M)
2008	46	334
2009	43	310
2010	27	198
2011	19	140
2012	15	112
2013	15	109
2014	16	114
2015	16	119
2016	17	124
2017	18	129
2018	19	135
2019	19	141
2020	20	146

Source : Santé Sud.
Note : Hypothèses : 15 % des médecins rejoignant le secteur privé devenant médecin de campagne - Montant moyen de l'installation d'un médecin de campagne 7 260 000 F CFA.

Hypothèses du modèle à adhésion obligatoire de déploiement des mutuelles

Ces hypothèses ont été construites notamment à partir du produit Assurance maladie volontaire (AMV) géré par l'UTM et ses membres.

Tableau A.9 : Hypothèses du modèle à adhésion obligatoire de déploiement des mutuelles

		Remarques
Nombre de mutuelles créées par an	100	
Bassin potentiel de population (échelle de mobilisation sociale)	14 000	
Taux de croissance bassin potentiel	3%	
Taux de pénétration 1ère année	50%	35% dans le modèle volontaire
Taux d'accroissement annuel taux de pénétration	20%	Taux maximum de 90% (80% dans le modèle volontaire)
Nombre de bénéficiaires par adhérent	3	
Tarif cotisation mensuelle par bénéficiaire	300 F	
Taux de contact CSCOM population non bénéficiaire	23,0%	
Croissance taux contact CSCOM population non bénéficiaire	2,0%	
Taux de consultation CSCOM des bénéficiaires	50%	
Croissance taux de consultation CSCOM des bénéficiaires	15%	
Coût réel consultation CSCOM	2 250	
Taux de prise en charge CSCOM	99%	
Taux de consultation CSREF des bénéficiaires	3%	
Croissance taux de consultation CSREF des bénéficiaires	5%	
Coût réel consultation CSREF	2 049	Montant hors hospitalisation
Taux de prise en charge CSREF	75%	
Taux de fréquentation pharmacie des bénéficiaires	2%	
Croissance taux de consultation pharmacie des bénéficiaires	2%	
Coût réel fréquentation pharmacie	3 300	
Taux de prise en charge pharmacie	75%	
Taux de consultation hôpital des bénéficiaires	1%	
Croissance taux de consultation hôpital des bénéficiaires	5%	
Coût réel consultation hôpital	29 383	
Taux de prise en charge hôpital	75%	Prise en charge de la seule hospitalisation à l'hôpital
Taux de consultation cab./clinique privé des bénéficiaires	10%	
Croissance taux de consultation cab./clinique privée des bénéficiaires	5%	
Coût réel consultation cab./clinique privé	10 250	
Taux de prise en charge cab./clinique privé	0%	
Taux cotisation fédérative	2%	Rôle de simple plaidoyer/représentation sans centralisation des fonctions de gestion
Taux réserves et réassurance	7%	

Source : Analyses BCG.

Synthèse des résultats du modèle d'expansion des mutuelles (adhésion obligatoire)

Tableau A.10 : Synthèse des résultats du modèle à adhésion obligatoire

	Nombre cumulé de mutu- elles effecti- ves	Nombre addition- nel de person- nes couver- tes (M)	Nombre total de person- nes couver- tes[a] (M)	% de couverture	Résultat financier total (M)	Equilibre technique (M)	Total couts gestion- création (M)	Total couts cotisation fédérative (M)	Total couts réserves (M)	Taux de contact CSCOM & CSREF (pop totale) avec dev, des mutuelles	Taux de contact CSCOM & CSREF (pop totale) en scénario constant
2010	0	0	0,3	2,15%	-1 437,0	0	1 437,0	0	0	26,58%	26,58%
2011	100	0,7	1,0	7,17%	-1 289,9	1 392,2	2 442,7	50,4	189,0	28,97%	27,36%
2012	200	1,6	1,9	13,06%	-836,4	2 933,8	3 234,9	112,7	422,6	32,58%	28,25%
2013	300	2,6	3,0	19,97%	-532,6	4 586,2	4 217,7	189,7	711,3	37,96%	29,29%
2014	400	4,0	4,3	28,14%	-337,2	6 270,8	5 255,0	284,9	1 068,2	45,86%	30,51%
2015	500	5,5	5,9	37,43%	-573,3	7 791,5	6 472,8	398,3	1 493,7	57,04%	31,97%
2016	600	7,2	7,5	46,45%	-1 269,9	8 783,2	7 606,0	515,2	1 931,8	71,27%	33,77%
2017	700	8,8	9,2	55,21%	-1 201,2	9 126,8	7 309,3	635,5	2 383,2	89,14%	36,00%
2018	700	9,8	10,2	59,63%	-3 530,1	7 289,2	7 451,0	709,1	2 659,1	106,14%	38,80%
2019	700	10,8	11,1	63,10%	-7 147,2	4 345,5	7 813,8	774,5	2 904,3	125,39%	42,36%
2020	700	11,5	11,9	65,49%	-11 703,3	228,3	7 993,7	829,0	3 108,8	145,12%	46,74%
2021	700	12,1	12,5	66,64%	-16 294,7	-4 038,4	8 127,1	869,3	3 259,9	147,48%	49,59%
2022	700	12,4	12,9	66,64%	-20 606,2	-8 265,1	8 088,0	895,4	3 357,7	147,86%	52,78%
2023	700	12,8	13,2	66,64%	-24 616,8	-12 094,1	8 142,0	922,3	3 458,5	148,26%	56,36%
2024	700	13,2	13,6	66,64%	-28 270,9	-15 414,6	8 344,0	949,9	3 562,2	148,68%	60,38%
2025	700	13,6	14,0	66,64%	-31 289,3	-18 094,0	8 547,8	978,4	3 669,1	149,10%	64,91%

Source : Analyses BCG.
Note : Base existante + nouveaux bénéficiaires.

Hypothèse de modélisation d'un CSCOM typique

Tableau A.11 : Modélisation du CSCOM typique : hypothèses

Hypothèses[a]	
Base de population	13 000
Taux consultations curatives	23%
Taux croissance annuel du taux de consultations curatives	3%
Productivité personnel	500 consult./an
Nombre de personnels subventionnés	2
Prix moyen consultation	1 000 FCFA
Marge médicament	15%
Prix moyen ordonnance	1 200 F CFA
Revenus subventions	0 F CFA
Coûts salariaux par personnel	800 000 F CFA/an
Coûts des consommables par consultation	150 F CFA
Coûts fixes	1 400 000 F CFA

Source : Analyses BCG.
Note : Hypothèses établies à partir de la base de données rassemblant les informations contenues dans les fichiers Bilan C.

Synthèse des résultats de la modélisation d'un CSCOM typique

Tableau A.12 : Modélisation du CSCOM typique : synthèse des résultats

Synthèse	2009	2010	2011	2012	2013	2014	2015
Revenus consultations (M)	3,0	3,2	3,4	3,6	3,9	4,1	4,3
Revenus médicaments (M)	3,2	3,4	3,6	3,9	4,1	4,3	4,6
Revenus subventions (M)	0	0	0	0	0	0	0
Revenus totaux (M)	6,3	6,7	7,0	7,4	8,0	8,4	9,0
Nombre de personnels	6	6	7	7	8	8	9
Coût salariaux (M)	3,2	3,2	4,0	4,0	4,8	4,8	5,6
Coûts fixes (M)	1,4	1,4	1,4	1,4	1,4	1,4	1,4
Coûts variables (M)	0,6	0,7	0,7	0,7	0,8	0,8	0,9
Coûts médicaments (M)	2,8	2,9	3,1	3,3	3,5	3,7	3,9
Coûts totaux (M)	8,0	8,1	9,2	9,4	10,5	10,7	11,8
Résultat fonctionnement (M)	-2,2	-2,0	-2,7	-2,5	-3,1	-2,9	-3,6
Résultat médicament (M)	0,5	0,5	0,5	0,6	0,6	0,7	0,7
Résultat total (M)	-1,7	-1,5	-2,1	-1,9	-2,6	-2,3	-2,9

Source : Analyses BCG.

Répartition du chiffre d'affaires de la filière pharmaceutique

Tableau A.13 : Répartition du chiffre d'affaires (prix de cession et de vente) de la filière pharmaceutique (chiffres de 2008)

	Laborex	Copharma	Africalab et Camed	Asiatiques	PPM
% Génériques	5,00%	5,00%	90,00%	100,00%	100,00%
% Spécialités	95,00%	95,00%	10,00%	0,00%	0,00%
CA prix de revient générique (M)	0,90	0,40	0,75	3,33	7,50
CA prix de revient spécialité (M)	17,02	7,52	0,08		
CA prix de revient total (M)	17,92	7,92	0,83	3,33	7,50
Marge grossiste génériques	20,00%	20,00%	20,00%	20,00%	20,00%
Marge grossiste spécialités	20,00%	20,00%	20,00%		
CA prix de cession génériques (M)	1,08	0,48	0,90	4,00	9,00
CA prix de cession spécialités (M)	20,43	9,03	0,10	0,00	0,00
CA prix de cession total (M)	21,5	9,50	1,00	4,00	9,00
Marge détaillant génériques	45,00%	45,00%	45,00%	25,00%	15,00%
Marge détaillant spécialités	33,00%	33,00%	33,00%		
CA prix de vente génériques (M)	1,56	0,69	1,31	5,00	10,35
CA prix de vente spécialités (M)	27,17	12,00	0,13		
CA prix de vente total (M)	28,72	12,69	1,44	5,00	10,35

Source : « Les prix des médicaments au Mali », OMS, 2004 ; entretiens, analyses et modélisation BCG.
Note : Hypothèses : Coefficient multiplicateur de 1,20 appliqué pour tous les grossistes à partir du CA prix de revient (spé. et génériques).

Répartition des officines pharmaceutiques et ventilation des listes d'attente par région

Tableau A.14 : Répartition des officines et ventilation des listes d'attente par région

	Nombre d'officines	Nombre d'inscrits sur listes d'attente
Bamako	190	220
Gao et Kidal	7	3
Kayes	26	23
Koulikouro	57	90
Mopti	14	10
Ségou	28	15
Sikasso	37	25
Tombouctou	4	1
TOTAL	363	387

Source : CNOP.

B. Approche projet

Complémentarité de chantiers analytiques et d'implication des parties

En raison des objectifs du projet, les travaux ont été structurés autour de deux chantiers complémentaires (voir schéma B.1) :

- Le premier chantier, analytique afin de poser de manière factuelle la place du secteur privé dans le système des soins de santé, d'analyser les grands enjeux de chaque filière de santé (fourniture des soins, formation, médicaments, assurance) et les impacts potentiels des évolutions possibles ;
- Le second chantier, d'implication des parties, afin de valider et d'enrichir les constats, d'échanger sur les axes d'amélioration et d'en ébaucher les modalités opérationnelles.

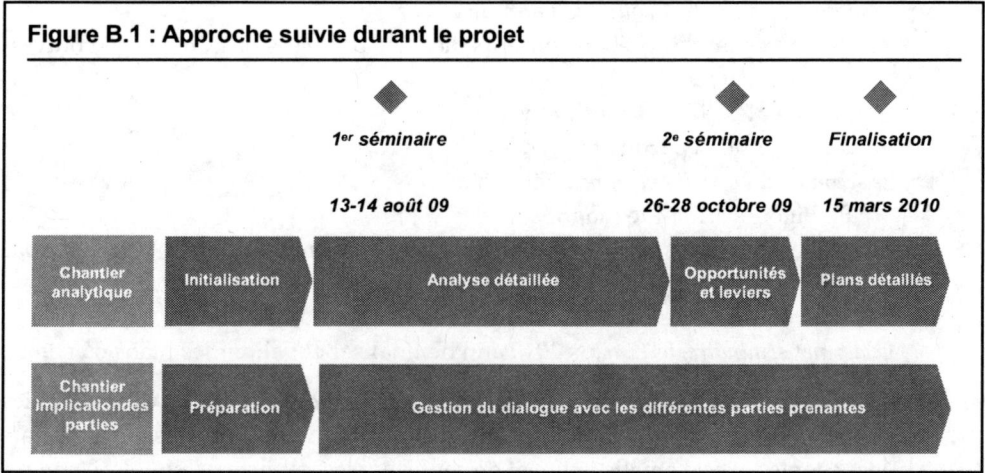

Figure B.1 : Approche suivie durant le projet

L'ensemble des analyses et recommandations contenues dans le présent rapport ont été partagées avec les principaux acteurs, lors de séminaires ou durant des sessions de travail ad hoc.

Chantier analytique

Le chantier analytique a permis de factualiser la taille occupée en 2009 par le secteur privé, sa contribution à l'ensemble du secteur, d'identifier les axes d'analyse complémentaires ainsi que les zones clés d'amélioration pour partage avec l'ensemble des parties :

- Recensement des volumétries d'acteurs par secteur (en particulier répartition sur le territoire, mise en perspective avec les populations servies) ;
- Identification des parcours de soins des populations ;
- Mise en perspective avec les besoins des populations et les niveaux de soins atteints ;
- Modélisation des équations économiques des acteurs (CSCOM, cabinets/cliniques, officines, mutuelles) – en intégrant leurs trajectoires d'évolution ;
- Identification du cadre réglementaire et des facteurs affectant la facilité de conduite des affaires dans le secteur de la santé.

Ce chantier s'est fondé sur les études existantes, les bases de données mises à disposition par l'administration et les différents ordres professionnels, des entretiens avec les professionnels de la santé, ainsi qu'un complément d'analyse effectué sur les parcours de soins des populations à travers une enquête d'opinion auprès de 1 050 ménages.

Dès le début des travaux, le côté systémique de l'ensemble du secteur a été identifié et l'approche a été structurée afin de prendre en compte les impacts réciproques de chaque composante du secteur sur les autres (par exemple : impact de l'assurance santé sur le taux d'utilisation des structures de soins de santé primaires et donc leur viabilité).

Chantier implication des parties

La phase d'engagement des acteurs a démarré dès le début du projet, et ce afin d'identifier l'ensemble des acteurs du secteur travaillant dans ou sur le secteur de la santé. Ce travail a donné lieu à trois séminaires de partage :

- *Le premier, les 13 et 14 août 2009* afin de :
  - Renforcer la compréhension entre les acteurs (sessions enjeux/ressources/contraintes) ;
  - Partager les constats, les premières pistes ;
  - S'assurer de la participation de tous au projet.
- *Le second, du 26 au 28 octobre 2009* afin de :
  - Partager et affiner le diagnostic ;
  - Élaborer avec les parties prenantes des axes d'amélioration et les classer par priorités ;
  - Convenir des premières modalités de mise en œuvre.
- *Le dernier séminaire, le 15 mars 2010* afin de finaliser et valider les plans d'action.

En parallèle de ces travaux, près de 100 entretiens ont été conduits avec les parties prenantes, à Bamako et dans les régions, afin d'approfondir les analyses avec les acteurs, d'ébaucher les axes d'amélioration et de confirmer les impacts potentiels. L'annexe A présente les principales institutions et personnalités impliquées dans ce processus à travers les entretiens et groupes de travail conduits par le BCG et la participation aux séminaires.

C. Termes de référence du Comité de suivi de l'étude

MINISTÈRE DE LA SANTÉ   RÉPUBLIQUE DU MALI
SECRÉTARIAT GÉNÉRAL   Un Peuple – Un But – Une Foi
CELLULE DE PLANIFICATION ET DE STATISTIQUE

TERMES DE RÉFÉRENCE DU COMITÉ DE SUIVI
De l'étude sur le secteur privé de la santé au Mali

Contexte

Dans le cadre de l'Initiative Santé en Afrique, le Département des conditions favorables à l'investissement de la Banque mondiale (CIC), en étroite collaboration avec le Département Santé et Éducation de la Société Financière Internationale [International Finance Corporation, (IFC)] et le Gouvernement malien (le ministère de la Santé) a recruté le cabinet international de conseil – Boston Consulting Group (BCG) pour conduire une évaluation du secteur privé de la santé au Mali. Le principal objectif de la mission de BCG est de travailler en étroite collaboration avec le Gouvernement malien afin de formuler des recommandations au sujet d'un programme de réformes afin de renforcer le cadre de politique générale définissant l'interface entre les secteurs public et privé de la santé et d'améliorer l'organisation des biens et services liés à la santé pour l'ensemble de la population.

Les objectifs de l'étude consistent à :

- Déterminer de façon très précise le rôle que le secteur privé joue actuellement pour l'atteinte des résultats de santé du pays ;
- Diagnostiquer la nature et l'efficacité de l'interface entre les secteurs public et privé de la santé au Mali, ainsi que le cadre général de l'activité économique et de l'investissement, et les adaptations qui pourraient être nécessaires pour promouvoir le secteur privé de la santé en vue d'atteindre les objectifs de santé ;
- Aider le gouvernement et les responsables politiques concernés à engager un dialogue avec les parties prenantes du système des soins de santé, en particulier avec les acteurs du secteur privé afin de mobiliser des ressources supplémentaires pour la santé, et améliorer l'accès et la couverture sanitaire ; et
- Faciliter en partenariat avec le ministère de la Santé la formulation des recommandations détaillées afin de fournir un environnement propice au développement du secteur privé et du partenariat public-privé afin d'atteindre ensemble les objectifs de santé publique.

Dans ce cadre, BCG devra spécifiquement :

1. Concevoir le cadre analytique de l'enquête ;
2. Collecter et analyser les données ;
3. Engager les parties prenantes ;
4. Conduire au moins trois ateliers pour les parties prenantes ;
5. Faciliter la formulation des recommandations pour un programme de réforme.

Pour aider à la réalisation concrète de ce projet, le Gouvernement malien a établi un comité de suivi afin d'appuyer, orienter et superviser le déroulement du travail sur le terrain. Les présents termes de référence détaillent les objectifs, le mandat, la composition, et le mode d'opération du Comité.

Objectif

L'objectif du Comité de suivi est de a) faire progresser le travail de diagnostic en assurant/facilitant une direction stratégique et une orientation du travail d'évaluation au Mali ; b) servir de conseiller, entériner des décisions stratégiques et faciliter le processus en cours. En tant que tel, le Comité de suivi supervisera et assurera le suivi de la mise en œuvre de toutes les composantes de l'étude, en particulier, le « volet analytique », le « volet mobilisation/engagement », et le « volet recommandations ».

Mandat

Le Comité de suivi a pour rôle/mission de :

i.   assurer le suivi de l'avancement des travaux selon le planning qui sera arrêté et les indicateurs de succès contenus dans les TDR de l'étude ;

ii.   faciliter autant que possible la réalisation des travaux du consultant ;

iii.   faciliter la compréhension courante du travail d'évaluation et faire le suivi du programme de travail en vue de sa mise en œuvre ;

iv.   examiner et valider les rapports produits par le consultant (BCG) à chaque étape, et assurer le processus de revue interne ;

v.   discuter des conclusions opérationnelles qui peuvent être tirées des études et de l'évaluation achevées et s'assurer que la stratégie nationale de partenariat public-privé est mise à jour ;

vi.   assurer la diffusion de l'information sur cette étude et ses conséquences potentielles à l'intérieur et à l'extérieur du ministère de la Santé.

Composition et fonctionnement

Le Comité de suivi est présidé par le Directeur de la CPS (Cellule planification et statistiques du ministère de la Santé). Il sera limité à 11 membres au maximum, deux représentants du ministère de la Santé (dont un membre du Comité de suivi du PRODESS – représentant la CPS – et le second membre représentant la DNS), deux représentants du Groupe de la Banque mondiale (Banque mondiale/IFC), deux représentants du cabinet de conseil (BCG), un représentant des autres partenaires Technique et Financier (PTF) apportant leur appui au secteur de la santé au Mali, un représentant des corps médicaux constitués (ordres des pharmaciens ou des médecins), un représentant du ministère des Finances, et un représentant de l'Institut de statistique (Ex DNSI). Il est impératif que les membres du Comité de suivi puissent représenter leur institution au niveau senior, vu l'importance et la sensibilité des questions traitées dans le but d'accomplir les tâches de conseil et d'orientation ainsi que la prise de décision de manière rapide et efficiente.

Le Comité de suivi se réunit une fois tous les quinze (15) jours, et en tant que de besoin, sur convocation de son Président. Le Comité de suivi se réunira physiquement ou par l'intermédiaire de moyens audio (téléconférence) ou vidéo (vidéo conférence).

Le secrétariat des réunions du Comité de suivi sera assuré par la CPS. Le résumé de chacune des réunions sera établi et partagé avec l'ensemble des partenaires impliqués.

D. Questionnaire de l'enquete réalisée aupres des menages maliens sur leur comportement en matiere de sante

A. Identification

A.1. N° de questionnaire	A.6. Région	A.10. Personne enquêtée

A.10. Personne enquêtée

Homme [ ]   Femme [ ]

A.11. Taille du ménage

Moins d'un an	Enfants 1 – 5 ans	Enfant 5-18 ans	Adulte	Total

A.2. Enquêteur

A.7. Cercle/Commune

A.12. Échelle de revenus du ménage

1. Moins de cinq cent mille par an [ ]
2. Moins de un million par an [ ]
3. 1 et 2 millions par an [ ]
4. 2 et 3 millions par an [ ]
5. 3 et 4 millions par an [ ]
6. Plus de 5 millions par an [ ]
98. NSP [ ]

A.3. Vérificateurs

A.8. Village

A.4. N° Agent de Saisie

A.9. N°ménage dans la grappe

A.13. Zone d'implantation

1. Urbaine [ ]
2. Rurale [ ]

A.5. Date

Jour/mois/2009

B. Itinéraire thérapeutique

B.1. Dans les douze derniers mois, avez-vous, ou un membre de votre ménage, été malade ?

1.	Oui
2	Non (Fin de l'entretien)

B.1.1. Si oui, lesquelles de ces maladies ci-dessous sont survenues chez vous et chez les membres de votre ménage ? (Mettez le nombre d'épisodes selon les tranches d'âge)

		Enfants 0–1 an (A)	Enfants 1–5 ans (B)	Enfants 5–18 ans (C)	Adultes (D)
1. Pathologies /évènement					
1.1	Fièvre/paludisme				
1.2	Diarrhée				
1.3	Douleurs dos/membres/articulations				
1.4	Toux				
1.5	Problème de peau				
1.6	Problème d'œil				
1.7	Problème dentaire				
1.8	Blessure/fracture/entorse				
1.9	Tension/diabète				
97	Autres (à préciser)				
2. Soins de la mère					
2.1	CPN				
2.2	Accouchements				
2.3	Consultations post-natales				

B.1.2. Avez-vous une idée de ce que vous avez dépensé au total pour la santé de votre ménage pour les 12 derniers mois ?

1.	Oui (Répondez à la question B.1.3.
2.	Non (Passez à la question B.1.4)

B.1.3. Si oui, dans quelle zone de coûts positionneriez-vous votre ménage ?
(Encerclez un code)

1. Moins de 5 000 F CFA
2. 5 000 et 10 000 F CFA
3. 10 000 et 20 000 F CFA
4. 20 000 et 30 000 F CFA
5. 30 000 et 40 000 F CFA
6. 50 000 et 100 000 F CFA
7. 100 000 et 200 000 F CFA
8. Plus de 500 000 F CFA

Nous allons choisir trois maladies parmi celles que vous avez énumérées ci-dessus, au sujet desquelles nous demanderons les informations ci-dessous.

Liste des maladies sélectionnées
Pathologies/évènement

1				2				3				4				5				6				7				8				9			
A	B	C	D	A	B	C	D	A	B	C	D	A	B	C	D	A	B	C	D	A	B	C	D	A	B	C	D	A	B	C	D	A	B	C	D

Soins de la mère

10		11		12	
C	D	C	D	C	D

B.1.4. Première maladie sélectionnée (Mettez le code)

Les informations sont collectées sur le dernier épisode au cas où il y aurait eu plusieurs épisodes de la même maladie.

B.1.4.1. Lorsque vous ou un membre de votre ménage avez été atteint par la maladie, qu'avez-vous fait ?

1.	Vous n'avez rien fait	(si oui passez à la 2ᵉ maladie)
2	Vous vous êtes soigné par vous-même	(si oui répondez à la question B.1.4.2)
3	Vous êtes allé consulter/chercher des conseils	(si oui répondez à la question B.1.4.3)

(Les réponses 2 et 3 sont non exclusives, si vous les encerclez toutes deux, vous devez obligatoirement y répondre, ainsi qu'au reste des questions sur la première maladie. Si vous n'avez encerclé que la réponse 2, répondez uniquement à la question B.1.4.2).

B.1.4.2. Quand vous vous êtes soigné par vous-même la dernière fois :
a) Qu'avez-vous fait ?

1	Acheté des herbes	
2	Cherché des herbes	
3.	Médicaments dans une pharmacie par terre	
4	Médicaments dans une pharmacie	
97	Autres (précisez)	

Les réponses sont non exclusives.

b) Combien de fois êtes-vous allé le faire ? (Insérez le nombre dans la case ci-dessous) :

c) Combien cela vous a coûté en moyenne ? (Insérez le montant dans la case ci-dessous) :

B.1.4.3. La dernière fois que vous ou un membre de votre ménage êtes allé consulter/chercher un conseil, chez qui êtes-vous ?

Code	Recours
1	Un membre de votre famille
2	Un tradi-praticien
3	Un soigneur ambulant
4	Un cabinet médical
5	Un CSCOM
6	Un CSREF
7	Une clinique
8	Un hôpital
97	Autre (précisez)

(Encercler les codes des recours consultés)

B.1.4.4. Classez les recours aux soins selon leur ordre de survenue

1er recours	2e recours	3e recours	4e recours	5e recours	6e recours	7e recours	8e recours	9e recours

B.1.4.5. Combien de temps s'est écoulé entre les recours ?

1er recours	2e recours	3e recours	4e recours	5e recours	6e recours	7e recours	8e recours	9e recours

*Pour le 1er recours = durée entre l'apparition de la maladie/accident et le 1er recours

B.1.4.6. Qui a pris la décision de recourir aux soins en dehors du ménage ?

Code	Réponses	1er recours	2e recours	3e recours	4e recours	5e recours	6e recours	7e recours	8e recours	9e recours
1	Vous-même									
2	Chef de famille									
3	Parent									
4	Voisin									
97	Autres (précisez)									

B.1.4.7. Qui a pris en charge les frais relatifs aux soins des différents recours ?

Code	Réponses	1er recours	2e recours	3e recours	4e recours	5e recours	6e recours	7e recours	8e recours	9e recours
1	Vous-même									
2	Famille									
3	Village									
4	Mutuelle									
5	ONG/ associations									
6	Amis									
7	Visiteurs									
97	Autres (précisez)									

B.1.4.8. À combien se sont élevés les coûts de la consultation, des médicaments prescrits et du transport ?

Code	Réponses	1er recours	2e recours	3e recours	4e recours	5e recours	6e recours	7e recours	8e recours	9e recours
1	Consultation									
2	Médicaments									
3	Déplacement									
4	Montant total									
98	NSP									

B.1.4.9. Combien de temps avez-vous attendu avant d'avoir les soins ?

Code	Réponses	1er recours	2e recours	3e recours	4e recours	5e recours	6e recours	7e recours	8e recours	9e recours
1	Moins d'une heure									
2	2 heures									
3	Plus de 2 heures									
4	Toute la matinée)									
5	Toute la journée									
97	Autres (précisez)									
98	NSP									

B.1.4.10. Pour quelles raisons vous avez choisi ce prestataire ?

Code	Réponses	1er Recours	2ème Recours	3ème Recours	4ème Recours	5ème Recours	6ème Recours	7ème Recours	8ème Recours	9ème Recours
1	Confiance									
2	Proximité									
3	Coût accessible									
4	Expertise médicale									
97	Autres (précisez)									

B.1.5. Deuxième maladie sélectionnée (Mettez le code : par exemple 2D)

Les informations sont collectées sur le dernier épisode au cas où il y aurait eu plusieurs épisodes de la même maladie.

B.1.5.1. Lorsque vous ou un membre de votre ménage avez été atteint par la maladie 2D, qu'avez-vous fait ?

1.	Vous n'avez rien fait	(Si oui, passez à la 3e maladie)
2	Vous vous êtes soigné par vous-même	(Si oui, répondez à la question B.1.5.2)
3	Vous êtes allé consulter/chercher des conseils	(Si oui, répondez à la question B.1.5.3)

(Les réponses 2 et 3 sont non exclusives, si vous les encerclez toutes deux, vous devez obligatoirement y répondre ainsi qu'au reste des questions sur la première maladie. Si vous n'avez encerclé que la réponse 2, répondez uniquement à la question B.1.5.2).

B.1.5.2. Quand vous vous êtes soigné par vous-même la dernière fois :

a) Qu'avez-vous fait ?

1	Acheté des herbes	
2	Cherché des herbes	
3.	Médicaments dans une pharmacie par terre	
4	Médicaments dans une pharmacie	
97	Autres (précisez)	

Les réponses sont non exclusives

b) Combien de fois êtes-vous allé le faire ? (Insérez le nombre dans la case ci-dessous)

c) Combien cela vous a coûté en moyenne ? (Insérez le montant dans la case ci-dessous)

B.1.5.3. La dernière fois que vous ou un membre de votre ménage êtes allé consulter/chercher un conseil, chez qui avez-vous été ?

Code	Recours
1	Un membre de votre famille
2	Un tradi-praticien
3	Un soigneur ambulant
4	Un cabinet médical
5	Un CSCOM
6	Un CSREF
7	Une clinique
8	Un hôpital
97	Autre (précisez)

(Encerclez les codes des recours consultés)

B1.5.4. Classez les recours aux soins selon leur ordre de survenue ?

1er recours	2e recours	3e recours	4e recours	5e recours	6e recours	7e recours	8e recours	9e recours

B.1.5.5. Combien de temps s'est écoulé entre les recours ?

1er recours	2e recours	3e recours	4e recours	5e recours	6e recours	7e recours	8e recours	9e recours

*Pour le 1er recours = durée entre l'apparition de la maladie/accident et le 1er recours

B.1.5.6. Qui a pris la décision de recourir aux soins en dehors du ménage ?

Code	Réponses	1er recours	2e recours	3e recours	4e recours	5e recours	6e recours	7e recours	8e recours	9e recours
1	Vous-même									
2	Chef de famille									
3	Parent									
4	Voisin									
97	Autres (précisez)									

B.1.5.7. Qui a pris en charge les frais relatifs aux soins des différents recours ?

Code	Réponses	1er recours	2e recours	3e recours	4e recours	5e recours	6e recours	7e recours	8e recours	9e recours
1	Vous-même									
2	Famille									
3	Village									
4	Mutuelle									
5	ONG/ associations									
6	Amis									
7	Visiteurs									
97	Autres (précisez)									

B.1.5.8. Combien cela a coûté pour la consultation/les médicaments prescrits et le transport ?

Code	Réponses	1er recours	2e recours	3e recours	4e recours	5e recours	6e recours	7e recours	8e recours	9e recours
1	Consultation									
2	Médicaments									
3	Déplacement									
4	Montant total									
98	NSP									

B.1.5.9. Quel est le temps d'attente que vous avez passé pour recevoir les soins ?

Code	Réponses	1er recours	2e recours	3e recours	4e recours	5e recours	6e recours	7e recours	8e recours	9e recours
1	Moins d'une heure									
2	2 heures									
3	Plus de 2 heures									
4	Toute la matinée									
5	Toute la journée									
97	Autres (précisez)									
98	NSP									

B.1.5.10. Pour quelles raisons vous avez choisi ce prestataire ?

Code	Réponses	1er recours	2e recours	3e recours	4e recours	5e recours	6e recours	7e recours	8e recours	9e recours
1	Confiance									
2	Proximité									
3	Coût accessible									
4	Expertise médicale									
97	Autres (précisez)									

B.1.6. Troisième maladie sélectionnée (Mettez le code : par exemple 10D)

Les informations sont collectées sur le dernier épisode au cas où il y aurait eu plusieurs épisodes de la même maladie.

B.1.6.1. Lorsque vous ou un membre de votre ménage avez été atteint par la maladie 10D qu'avez-vous fait ?

1.	Vous n'avez rien fait	(Si oui passez à la question C)
2	Vous vous êtes soigné par vous-même	(Si oui répondez à la question B.1.6.2)
3	Vous êtes allé consulter/chercher des conseils	(Si oui répondez à la question B.1.6.3)

(Les réponses 2 et 3 sont non exclusives, si vous les encerclez toutes deux, vous devez obligatoirement y répondre ainsi qu'au reste des questions sur la première maladie. Si vous n'avez encerclé que la réponse 2, répondez uniquement à la question B.1.6.2)

B.1.6.2. Quand vous vous êtes soigné par vous-même la dernière fois :

a) Qu'avez-vous fait ?

1	Acheté des herbes	
2	Cherché des herbes	
3.	Médicaments dans une pharmacie par terre	
4	Médicaments dans une pharmacie	
97	Autres (précisez)	

Les réponses sont non exclusives.

b) Combien de fois l'avez-vous fait ? (Insérez le nombre dans la case ci-dessous)

c) Combien cela vous a coûté en moyenne ? (Insérez le montant dans la case ci-dessous)

B.1.6.3. La dernière fois que vous ou un membre de votre ménage êtes allé consulter/chercher un conseil, chez qui êtes-vous allé ?

Code	Recours
1	Un membre de votre famille
2	Un tradi-praticien
3	Un soigneur ambulant
4	Un cabinet médical
5	Un CSCOM
6	Un CSREF
7	Une clinique
8	Un hôpital
97	Autre (précisez)

(Encercler les codes des recours consultés)

B.1.6.4. Classez les recours aux soins selon leur ordre de survenue.

1er recours	2e recours	3e recours	4e recours	5e recours	6e recours	7e recours	8e recours	9e recours

B.1.6.5. Combien de temps s'est écoulé entre les recours ?

1er recours	2e recours	3e recours	4e recours	5e recours	6e recours	7e recours	8e recours	9e recours

*Pour le 1er recours = durée entre l'apparition de la maladie/accident et le 1er recours

B.1.6.6. Qui a pris la décision de recourir aux soins en dehors du ménage ?

Code	Réponses	1er recours	2e recours	3e recours	4e recours	5e recours	6e recours	7e recours	8e recours	9e recours
1	Vous-même									
2	Chef de famille									
3	Parent									
4	Voisin									
97	Autres (précisez)									

B.1.6.7. Qui a pris en charge les frais relatifs aux soins des différents recours ?

Code	Réponses	1er recours	2e recours	3e recours	4e recours	5e recours	6e recours	7e recours	8e recours	9e recours
1	Vous-même									
2	Famille									
3	Village									
4	Mutuelle									
5	ONG/ associations									
6	Amis									
7	Visiteurs									
97	Autres (précisez)									

B.1.6.8. Combien cela a coûté pour la consultation, les médicaments prescrits et le transport ?

Code	Réponses	1er recours	2e recours	3e recours	4e recours	5e recours	6e recours	7e recours	8e recours	9e recours
1	Consultation									
2	Médicaments									
3	Déplacement									
4	Montant total									
98	NSP									

B.1.6.9. Quel est le temps d'attente que vous avez passé pour avoir les soins ?

Code	Réponses	1er recours	2e recours	3e recours	4e recours	5e recours	6e recours	7e recours	8e recours	9e recours
1	Moins d'une heure									
2	2 heures									
3	Plus de 2 heures									
4	Toute la matinée)									
5	Toute la journée									
97	Autres (précisez)									
98	NSP									

B.1.6.10. Pour quelles raisons avez-vous choisi ce prestataire ?

Code	Réponses	1er recours	2e recours	3e recours	4e recours	5e recours	6e recours	7e recours	8e recours	9e recours
1	Confiance									
2	Proximité									
3	Coût accessible									
4	Expertise médicale									
97	Autres (précisez)									

C. Retour d'expérience sur les fournisseurs de soins

C.1. Classez par ordre d'importance les différents critères d'évaluation des fournisseurs de soins :

Code	Critère d'évaluation	Ordre d'importance
1	Efficacité de la guérison	
2	Distance appropriée	
3	Prix consultation approprié	
4	Prix ordonnance approprié	
5	Disponibilité médicament	
6	Compétence du personnel	
7	Qualité accueil/écoute	
8	Propreté des locaux	
9	Qualité de l'équipement	

(Deux critères ne peuvent pas avoir la même importance)

C.2. Quelle note accordez-vous aux prestataires de soins sur les différentes dimensions ci-dessous ?

(1 très insuffisant 2 insuffisant, 3 moyen, 4 bon, 5 très bon, 6 excellent)

Critères	Tradi-practicien	Soigneur ambulant	Cabinet médical	CSCOM	CSREF	Clinique	Hôpital
Efficacité de la guérison							
Distance appropriée							
Prix consultation approprié							
Prix ordonnance approprié							
Disponibilité médicament							
Compétence personnel							
Éthique du personnel							
Propreté des locaux							
Qualité de l'équipement							

Mettez la note accordée par le répondant pour chacun des prestataires. En cas de non jugement, mettre ND ou 99.

Nous vous remercions de votre participation

E. Méthode d'échantillonnage de l'enquête réalisée auprès des ménages maliens sur leur comportement en matière de santé

Base de sondage

Les populations de quatre régions ont été utilisées par les services de statistique pour déterminer la taille de l'échantillon. Ainsi, les régions de Kayes, Sikasso Gao et le district de Bamako ont été déjà retenus selon un choix raisonné. Selon un choix raisonné les cercles ayant des communes urbaines ont été retenus dans chacune des quatre régions : les cercles retenus sont Kayes et Kita dans la région de Kayes, Bougouni et Sikasso dans la région de Sikasso, Gao et Ansogo dans la région de Gao, les communes du District de Bamako.

La liste définitive des communes enquêtées figure dans le tableau ci-dessous

Régions	Cercles	Communes urbaines	Communes rurales
Kayes – 13 communes	Kayes	Kayes	Sadiola
			Diamou
			Ségala
		Kouniakari	Bangassi
	Kita	Kita	Sébékoro
			Séfeto
			Kassaro
			Boudoufo
			Kita rural
			Djidian
D. Bamako – 6 communes	Communes	Communes I, II, III, IV, V, et VI	
Sikasso – 13 communes	Sikasso	Sikasso	Niéna
			Bliendio
			Farakala
			Kléla
			N'Kourala
	Bougouni	Bougouni	Kéléya
			Sido
			Zantiébougou
			Koumantou
			Faragaran
			Dogo
Gao 8 communes	Gao	Gao	Gabero
			Soni Ali Ber
			Gounzoureye
	Ansongo	Ansongo	Bara
			Boura
			Ouattagouna
Total	**6 cercles + le District de BKO**	**13**	**27**
40 communes			

Caractéristiques de l'échantillon

Taille de l'échantillon

L'enquête a porté sur un échantillon composé de trois capitales régionales et le district de Bamako, huit cercles, 40 communes. La taille de l'échantillon a été de 1 050 ménages. Les communes ont été structurées en deux strates rurale et urbaine. Le tirage des communes a été fait au hasard à l'intérieur des deux strates. Ainsi, 13 communes ont été retenues dans la région de Kayes, 13 dans la région de Sikasso, six dans le district de Bamako et huit dans la région de Gao.

Processus de tirage aléatoire des ménages

Au niveau des chefs lieux de commune un dénombrement des ménages a permis d'obtenir une liste de ménages à partir de laquelle on a tiré un échantillon de 25 ménages de manière aléatoire, conformément au protocole suivant :

- Le tirage des ménages s'est fait d'une façon aléatoire. C'est un tirage systématique fait indépendamment dans chaque commune.
- L'entrevue s'est déroulée auprès des chefs de ménages. Pour administrer le questionnaire, il a fallu au préalable localiser la concession pour ensuite y identifier le ménage dans lequel a été réalisée l'enquête ;
- Compte tenu de la configuration des ménages et pour respecter les us et coutumes, l'équipe d'enquêteurs et le superviseur se sont rendus chez le chef de village pour :
  - Informer le chef de village et ses conseillers de l'objectif de l'enquête ;
  - Établir la liste exhaustive de tous les ménages du village (si liste non disponible).

Avec l'appui du chef de village, les ménages sélectionnés ont été identifiés sans difficulté. Vingt cinq (25) ménages devaient être sélectionnés dans chaque commune.

Le tirage des ménages dans une commune s'est effectué selon les étapes suivantes.

Étape 1 : Numéroter tous les ménages inscrits sur la liste

Étape 2 : Déterminer la raison « R » (c'est-à-dire le pas de tirage) comme suit :

$$R = \frac{nombre\ total\ de\ ménages\ de\ la\ commune}{25}$$

Étape 3 : Tirer un nombre aléatoire (α). Pour ce faire , lire dans la table des nombres au hasard à n chiffres (n étant le nombre de chiffres que compte la partie entière de R), un nombre compris entre 1 et R entier. Le nombre aléatoire (α) tiré indique le numéro d'ordre, dans la base de sondage du premier ménage.

Étape 4 : Tirage des autres ménages :

Créer une progression arithmétique de 25 nombres ayant pour base α et pour raison R (le pas de tirage) de la manière suivante :

α correspond au premier ménage tiré

$\alpha + R$ correspond au second ménage tiré

$\alpha + 2R$ correspond au troisième ménage tiré

$\alpha + 3R$ correspond au quatrième ménage tiré

$\alpha + (n-1)R$ correspond au trentième ménage tiré

Étape 5 : Numéro d'enquête : Affecter un numéro d'ordre séquentiel de 1 à 25 pour tous les ménages sélectionnés dans la commune.

F. Partage des éléments de ce rapport avec les parties prenantes

Les observations et constats synthétisés dans ce rapport ont été partagés avec les plus de 60 parties prenantes lors des séminaires des 13 et 14 août 2009, 26, 27 et 28 octobre 2009 et 15 mars 2010, lors des réunions du comité de suivi du projet, et enfin lors de la réunion de cabinet élargi du 16 novembre 2009.

À ces rencontres officielles, il convient d'ajouter les très nombreuses interactions informelles que l'équipe du BCG a eues avec les acteurs du système des soins de santé malien au cours du projet (plus d'une centaine d'entretiens).

Principales institutions et personnalités associées au chantier engagement des parties

Représentants de l'administration et des structures parapubliques

SG – conseillers techniques du ministre (M. Bouaré) – IS – CPS – DNS – DPM – DAF – DRH – PPM – FMPOS – INFSS – INSTAT – INRSP – CNIECS – API

Ministère chargé de la Promotion de la femme – Ministère chargé de l'Enseignement supérieur – Ministère chargé de l'Emploi et de la formation professionnelle – Ministère chargé du Développement social (DNPSS) – Ministère de l'Administration et des collectivités territoriales

Représentants de la société civile et du secteur privé

CNOM – CNOP – CNOSF – AMLM – GP/SP – Association des écoles privées – Association des sages-femmes – Collectif des jeunes pharmaciens – SYNAPO – Association des infirmiers – Laborex – Africalab – AMC – Santé Sud – UTM – FENASCOM – FEMATH Fondation Aga Khan – CCIM – Kafo Jiginew – APBEF – Clinique Pasteur – Hôpital Luxembourg Mère enfant – Centre Mérieux

Représentants des partenaires techniques et financiers

OMS – FNUAP – UNICEF – Pays-Bas – France (SCAC et AFD) – USAID – Canada

NB : On signalera par ailleurs que lors du projet, des déplacements ont été réalisés par le Boston Consulting Group à Ségou et dans ses environs, dans la région de Kayes, dans la région de Mopti et dans la région de Gao.

Bibliographie

Balique, Hubert. 2002. « La politique hospitalière du Mali et ses perspectives ». Ministèrede la santé, MARH. http://info.worldbank.org/etools/docs/library/233097/Reform%20Hospitaliere/docs/Mali/La%20politique%20hospitalière%20du%20Mali%20Balique.pdf.

Bennett, Sara, Kara Hanson, Patrick Kadama et Dominic Montagu. 2005. « Travailleravec le secteur privé pour réaliser les objectifs de santé publique ». Geneva, OMS/WHO. www.who.int/management/working_paper_2_fr_opt.pdf.

Blaise, Pierre, Guy Kegels, Wim Van Lerberghe, Birama Djan Diakité et Garba Touré.1997. « Coûts et financement du système de santé de cercle au Mali ». *Studies in Health Services Organisation & Policy*. www.itg.be/ITG/GeneralSite/InfServices/Downloads/shsop05.pdf.

Codija, L., F. Jabot et H. Dubois. 2009. « Evaluation du programme d'appui à la médicalisation des aires de santé rurales au Mali ». World Health Organization, Geneva.

Diakité, Birama Djan, Kafing Diarra, Moussa Keita et Joseph Brunet-Jailly. 2007. « Les comptes nationaux de la santé du Mali 1999–2004 ». Ministère de la santé/INRSP–OMS.

Dujardin, Bruno. 2007. « Forces et Faiblesses du Système de Santé du Mali ». (Texte amendé sur base des commentaires et témoignages recueillis auprès de différents acteurs nationaux et internationaux.) ESP/ULB.

Dumoulin, Jérôme, Miloud Kaddar et German Velasquez. 2001. « Guide d'analyse du circuit du médicament ». Institution OMS. http://archives.who.int/tbs/prices/s5518f.pdf.

ETC Crystal. 2002. « Programme de développement sanitaire et social, mission d'évaluation externe ». n.p.

Gamble Kelley, Allison, Edward Kelley, Cheick H.T. Simpara, Ousmane Sidibé et Marty Makinen. 2001. « Rapport d'étude sur la demande, l'offre, et la qualité des soins de santé de base dans la commune de Sikasso et le cercle de Bla ». IPE. http://dec.usaid.gov/index.cfm?p=search.getSqlResults&CFID=7775&CFTOKEN=99688013&p_searchtype=detailed&p_sortby=datepubf&p_sortdir=desc&q_author=Kelley,%20Allison%20Gamble.

Gouvernement du Mali

Ministère du développement social, de la solidarité et des personnes agées. 2009. « La politique de protection sociale en matière de couverture maladie: état de mise en œuvre ». Bamako.

Ministère du développement social, de la solidarité et des personnes agées and Ministèr de la santé. 2007. « Politique nationale de contractualisation dans le secteur sociosanitaire au Mali ». Bamako.

Ministère de la santé. 2008. « L'amélioration de la disponibilité et de la fidélisation du personnel de santé qualifié dans les zones rurales au Mali—La mise en oeuvre de la déclaration d'Alma Ata : expérience du Mali centrée sur les ressources humaines et les médicaments ». Bamako.

Ministère de la santé, Cellule de Planification et de Statistique. 2008a. « Proposition de soutien au Renforcement du Système de Santé (RSS) du Mali soumise à l'Alliance

Mondiale pour les Vaccins et la Vaccination (GAVI) ». Ministère de la santé. http://www.gavialliance.org/resources/Mali_HSS_2008_fr.pdf.

———. 2008b. « COMPACT Accroître les efforts et les ressources pour la santé en vue de l'atteinte des OMD ». Bamako.

———. 2008c. « Plan Stratégique National pour le Renforcement du Système de Santé (DRAFT) 2009–2015 ». Bamako.

Ministère du développement social. 2009a. « La politique de protection sociale en matière de couverture maladie: état de mise en œuvre ». Bamako.

———. 2009b. .Social Welfare Extension Plan 2005–09.

IFC (International Finance Corporation). 2007. *The Business of Health in Africa: Partnering with the Private Sector to Improve People's Lives.* Washington, DC: IFC.

Konate, Mamadou Kani, Bakary Kante et Fatoumata Djenepo. 2003. « Politique de santé communautaire et viabilité économique et sociale des centres de santé communautaires au Mali ». UNRISD. Septembre. http://www.unrisd.org/80256B3C005BCCF9/(httpPublications)/F4478C9C2C2D0794C1256E200039D082?OpenDocument

Maiga, Minkaïla, Amara Chérif Traore et Diadié Maiga. 2003. « Evaluation du secteur pharmaceutique au Mali ». Ministère de la santé/OMS/WHO. http://collections.infocollections.org/whocountry/en/d/Js6887f/.

Marek, Tonia, Catherine O'Farrell, Chiaki Yamamoto et Ilyse Zable. 2006. « Tendances et perspectives des partenariats entre les secteurs public et non-étatique pour améliorer les services de santé en Afrique ». Banque mondiale. http://www.siteresources.worldbank.org/INTAFRICA/Resources/no_106_fr.pdf.

Ouattara, Oumar et Rissa Ag Tachrist. 2005. « Les prix des médicaments au Mali: Une nouvelle approche pour les mesurer—Rapport d'étude de cas au Mali ». Ministère de la santé/UTM/WHO/OMS/Health Action International. http://www.afro.who.int/dsd/survey_reports/mali_summary.pdf

Ouattara, Oumar, Rissa Ag Tachrist, Minkaila Maïga, Christian Chorliet, Adama Diawara et Simona Chorliet. 2004. « Les prix des médicaments au Mali. » OMS/WHO/Ministère de la santé/ UTM. www.afro.who.int/dsd/survey_reports/mali_summary.pdf

SLIS (School of Library and Information Science). 2008. *Statistical Directory of Hospitals 2008.* Bloomington, IN.

———. 2007. *Statistical Directory of Hospitals 2007.* Bloomington, IN.

Traore, Ismail Samba, Aude Pavy-Letourmy, Daouda Malle Amadou Sogodogo et Sidi Sidibe. 2005. « Utilisation des services de santé de premier niveau au Mali : Analyse de la situation et perspectives ». Banque mondiale. http://siteresources.worldbank. org/INTAFRICA/Resources/Mali_sante_nal.pdf.

UNDP (United Nations Development Programme). 2009. *Report on Human Development 2009*, New York, NY.

World Bank. 2010. « Doing Business Indicators ». Washington, DC.

———. 2008. *Mali at a Glance.* http://devdata.worldbank.org/AAG/mli_aag.pdf. Washington, DC.

WHO (World Health Organization). n.d. « Malian National Health Expenditures ». http://www.who.int/nha/country/mli/en/.

Publications récentes

Private Health Sector Assessment in Kenya, No. 193
Private Health Sector Assessment in Ghana, World Bank Working Paper, No. 210
Private Health Sector Assessment in Mali, World Bank Working Paper, No. 212

Publications à paraître

Études sur le secteur privé de la santé :
Burkina Faso
India
Republic of Congo
République du Congo

Documents techniques :
Assurance maladie
Éducation à la santé

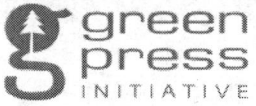